国家卫生健康委员会“十三五”规划教材
全国高等职业教育教材

供护理、助产专业用

护理礼仪与人际沟通

第2版

主　　编　秦东华

副主编　张涌静　吴　明

编　　者（按姓氏笔画排序）

王　桔（山东医学高等专科学校）
刘　杨（哈尔滨医科大学大庆校区）
李沛霖（邵阳学院）
李晓兰（四川护理职业学院）
吴　明（复旦大学护理学院）
张　云（安徽医学高等专科学校）
张涌静（山西医科大学汾阳学院）
郎　巍（沈阳医学院）
秦东华（山东医学高等专科学校）
董　谦（济南市第八人民医院）

人民卫生出版社

图书在版编目（CIP）数据

护理礼仪与人际沟通 / 秦东华主编．—2 版．—北京：人民卫生出版社，2018

ISBN 978-7-117-27748-8

Ⅰ. ①护…　Ⅱ. ①秦…　Ⅲ. ①护理 – 礼仪 – 高等职业教育 – 教材②护理学 – 人际关系学 – 高等职业教育 – 教材　Ⅳ. ①R47

中国版本图书馆 CIP 数据核字（2018）第 294321 号

人卫智网	**www.ipmph.com**	**医学教育、学术、考试、健康，购书智慧智能综合服务平台**
人卫官网	**www.pmph.com**	**人卫官方资讯发布平台**

护理礼仪与人际沟通

第 2 版

主　　编： 秦东华

出版发行： 人民卫生出版社（中继线 010-59780011）

地　　址： 北京市朝阳区潘家园南里 19 号

邮　　编： 100021

E - mail： pmph @ pmph.com

购书热线： 010-59787592　010-59787584　010-65264830

印　　刷： 保定市中画美凯印刷有限公司

经　　销： 新华书店

开　　本： 850 × 1168　1/16　**印张：** 7.5　**插页：** 8

字　　数： 237 千字

版　　次： 2014 年 1 月第 1 版　2019 年 1 月第 2 版
2024 年 4 月第 2 版第11次印刷（总第 21 次印刷）

标准书号： ISBN 978-7-117-27748-8

定　　价： 30.00 元

修订说明

高等职业教育三年制护理、助产专业全国规划教材源于原国家教育委员会"面向21世纪高等教育教学内容和课程体系改革"项目子课题研究，是由原卫生部教材办公室依据课题研究成果规划并组织全国高等医药院校专家编写的"面向21世纪课程教材"。本套教材是我国高等职业教育护理类专业第一套规划教材，第一轮于1999年出版，2005年和2012年分别启动第二轮和第三轮修订工作。其中《妇产科护理学》等核心课程教材列选"普通高等教育'十五'国家级规划教材""普通高等教育'十一五'国家级规划教材"和"'十二五'职业教育国家规划教材"，为我国护理、助产专业人才培养做出卓越的贡献！

根据教育部和国家卫生健康委员会关于新时代职业教育和护理服务业人才培养相关文件精神要求，在全国卫生职业教育教学指导委员会指导下，2017年组建了新一届教材建设评审委员会启动第四轮修订工作。新一轮修订以习近平新时代中国特色社会主义思想为指引，坚持立德树人，对接新时代健康中国建设对护理、助产专业人才培养需求。评委会在来自全国30个省、市、自治区140余所高等职业院校的申报专家中全面比较、反复研究，遴选出600余名专家参与第四轮修订。

本轮修订的重点：

1. 秉承三基五性 对医学生而言，院校学习阶段的学习是一个打基础的过程。本轮教材修订工作秉承人民卫生出版社国家规划教材建设"三基五性"优良传统，在基本知识、基本理论、基本技能三个方面进一步强化夯实医学生基础。整套教材从顶层设计到选材用材均强调思想性、科学性、先进性、启发性、适用性。在思想性方面尤其突出新时代育人导向，各教材全面融入社会主义核心价值观，体现"敬佑生命、救死扶伤、甘于奉献、大爱无疆"的卫生与健康工作者精神，将政治素养和医德医技培养贯穿修订、编写及教材使用全过程。

2. 强化医教协同 本套教材评审委员会和编写团队进一步增加了临床一线护理专家，更加注重吸收护理业发展的新知识、新技术、新方法以及产教融合新成果。评委会在全国卫生职业教育教学指导委员会指导下，在加强顶层设计的同时注重指导各修订教材对接最新专业教学标准、职业标准和岗位规范要求，更新包括疾病临床治疗、慢病管理、社区护理、中医护理、母婴护理、老年护理、长期照护、康复促进、安宁疗护以及助产等在内的护士执业资格考试所要求的全部内容，力求使院校教育、毕业后教育和继续教育在内容上相互衔接，凸显本套教材的协同性、权威性和实用性。

3. 注重人文实践 护理工作的服务对象是人，护理学本质上是一门人学，而且是一门实践性很强的科学。第四轮修订坚持以学生为本，以人的健康为中心，注重人文实践。各教材围绕护理、助产专业人才培养目标，将知识、技能与情感、态度、价值观的培养有机结合，引导学生将教材中学到的理论、方法去观察病情、发现问题、解决问题，在加深学生对理论的认知、理解和增强解决未来临床实际问题的能力的同时，更加注重启发学生从心灵深处自悟、陶冶灵魂，从根本上领悟做人之道。

4. 体现融合创新 当前以信息技术、人工智能和新材料等为代表的新一轮科技革命迅猛发展，包括护理学在内的多个学科呈深度交叉融合。本套教材的修订与时俱进，主动适应大数据、云计算和移动通讯等新技术新手段新方法在卫生健康和职业教育领域的广泛应用，体现卫生健康及职业教育与新技术的融合成果，创新教材呈献形式。除传统的纸质教材外，本套教材融合了数字资源，所选素材主题鲜明、内容实用、形式活泼，拉近学生与理论课和临床实践的距离。通过扫描教材随文二维码，线上与线下的联动，激发学生学习兴趣和求知欲，增强教材的育人育才效果。

全套教材包括主教材、配套教材及数字融合资源，分职业基础模块、职业技能模块、人文社科模块、能力拓展模块、临床实践模块 5 个模块，共 47 种教材，其中修订 39 种，新编 8 种，预计于 2018 年 12 月出版，供护理、助产 2 个专业选用。

教材目录

序号	教材名称	版次	所供专业	配套教材
1	人体形态与结构	第 2 版	护理、助产	√
2	生物化学	第 2 版	护理、助产	√
3	生理学	第 2 版	护理、助产	√
4	病原生物与免疫学	第 4 版	护理、助产	√
5	病理学与病理生理学	第 4 版	护理、助产	√
6	正常人体结构	第 4 版	护理、助产	√
7	正常人体功能	第 4 版	护理、助产	
8	疾病学基础	第 2 版	护理、助产	
9	护用药理学	第 4 版	护理、助产	√
10	护理学导论	第 4 版	护理、助产	
11	健康评估	第 4 版	护理、助产	√
12	基础护理学	第 4 版	护理、助产	√
13	内科护理学	第 4 版	护理、助产	√
14	外科护理学	第 4 版	护理、助产	√
15	儿科护理学	第 4 版	护理、助产	√
16	妇产科护理学	第 4 版	护理	
17	眼耳鼻咽喉口腔科护理学	第 4 版	护理、助产	√
18	母婴护理学	第 3 版	护理	
19	儿童护理学	第 3 版	护理	
20	成人护理学（上册）	第 3 版	护理	
21	成人护理学（下册）	第 3 版	护理	
22	老年护理学	第 4 版	护理、助产	
23	中医护理学	第 4 版	护理、助产	√
24	营养与膳食	第 4 版	护理、助产	
25	社区护理学	第 4 版	护理、助产	
26	康复护理学基础	第 2 版	护理、助产	
27	精神科护理学	第 4 版	护理、助产	
28	急危重症护理学	第 4 版	护理、助产	

续表

序号	教材名称	版次	所供专业	配套教材
29	妇科护理学	第 2 版	助产	√
30	助产学	第 2 版	助产	
31	优生优育与母婴保健	第 2 版	助产	
32	护理心理学基础	第 3 版	护理、助产	
33	护理伦理与法律法规	第 2 版	护理、助产	
34	护理礼仪与人际沟通	第 2 版	护理、助产	
35	护理管理学基础	第 2 版	护理、助产	
36	护理研究基础	第 2 版	护理、助产	
37	传染病护理	第 2 版	护理、助产	√
38	护理综合实训	第 2 版	护理、助产	
39	助产综合实训	第 2 版	助产	
40	急救护理学	第 1 版	护理、助产	
41	预防医学概论	第 1 版	护理、助产	
42	护理美学基础	第 1 版	护理	
43	数理基础	第 1 版	助产、护理	
44	化学基础	第 1 版	助产、护理	
45	信息技术与文献检索	第 1 版	助产、护理	
46	职业规划与就业指导	第 1 版	助产、护理	
47	老年健康照护与促进	第 1 版	护理、助产	

全国高等职业教育护理、助产专业第四届教材评审委员会

顾　　问

郝　阳　陈昕煜　郭燕红　吴欣娟　文历阳　沈　彬
郑修霞　姜安丽　尤黎明　么　莉

主任委员

杨文秀　唐红梅　熊云新

副主任委员（以姓氏笔画为序）

王　滨　白梦清　吕俊峰　任　晖　李　莘　杨　晋
肖纯凌　沈国星　张先庚　张彦文　单伟颖　胡　野
夏海鸥　舒德峰　赖国文

秘 书 长

窦天舒　王　瑾

常务委员（以姓氏笔画为序）

马存根　王明琼　王柳行　王信隆　王润霞　王福青
方义湖　曲　巍　吕国荣　吕建新　朱秀珍　乔学斌
乔跃兵　任光圆　刘成玉　安力彬　孙　韬　李　红
李　波　李力强　李小寒　李占华　李金成　李黎明
杨　红　杨金奎　杨硕平　吴　蓉　何旭辉　沈曙红
张立力　张晓杰　陈　刚　陈玉芹　陈振文　林梅英
岳应权　金庆跃　周郁秋　周建军　周浪舟　郑翠红
屈玉明　赵　杰　赵　欣　姚金光　顾润国　党世民
黄　刚　曹庆景　梁新武　程瑞峰　温茂兴　谢　晖
赫光中

秘　　书

魏雪峰

数字内容编者名单

主　编　秦东华

副主编　张涌静　吴　明

编　者（按姓氏笔画排序）

王　桔（山东医学高等专科学校）
刘　杨（哈尔滨医科大学大庆校区）
李沛霖（邵阳学院）
李晓兰（四川护理职业学院）
吴　明（复旦大学护理学院）
张　云（安徽医学高等专科学校）
张涌静（山西医科大学汾阳学院）
郎　巍（沈阳医学院）
秦东华（山东医学高等专科学校）
董　谦（济南市第八人民医院）

主编简介与寄语

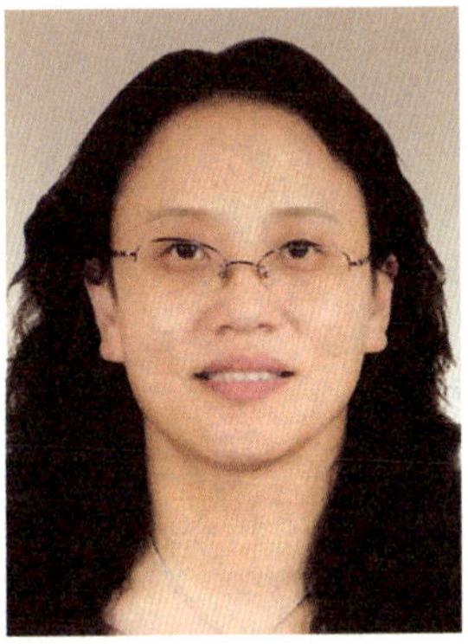

秦东华　山东医学高等专科学校教授，山东省医学伦理学会理事。从事教学工作33年，主要承担护理礼仪、人际沟通、公共关系基础等课程的教学工作，山东省省级精品课程负责人。先后完成省部级教学研究课题4项，主编、参编国家级和省部级规划教材7部，发表教学研究论文10余篇。

寄语：

我国著名思想家颜元说："国尚礼则国昌，身尚礼则身修，心尚礼则心泰"，人际沟通无处不在。礼仪与沟通紧密联系、水乳交融。护士的礼仪素养和沟通能力是护士综合素质和人文修养的重要组成部分。希望同学们能把《护理礼仪与人际沟通》中的理论知识运用到工作中、生活中，做到学以致用，相信大家能够受益。

前　言

护理礼仪与人际沟通是护理人文素质教育的重要组成部分，近年来受到了普遍重视。为了满足院校教学的需求，更好地体现护理类专业的人文教育特点，《护理礼仪与人际沟通》的修订工作势在必行。

《护理礼仪与人际沟通》是全国高等职业教育教材，供护理、助产专业用，同时也是国家卫生健康委员会“十三五”规划教材，因此，本教材的修订工作遵循全套教材修订的原则，以“创新、协调、绿色、开放、共享”的发展理念为指引，突出“精品”意识，以服务护理、助产专业，推动高等卫生职业教育教学改革为重点，修订工作紧紧围绕高等职业教育护理、助产专业的人才培养目标，落实知识、技能、素养并重的理念，强化教材与临床的紧密联系，精准对接行业标准和岗位需求，强化临床思维与技能培养，注重对高等职业教育护理、助产专业学生学习兴趣、学习动力及学习习惯等方面的培养，体现信息技术与高等职业教育深度融合，拓展学生学习空间，促进优质教学资源的融合共享。

本教材的内容选择和编排体现以下特点：①基础理论知识本着“实用为主，必需、够用、管用为度”的原则，突出实践能力和职业能力培养，紧密联系工作岗位实际需要。②注重培养学生的职业礼仪素养，理论上满足执业资格考试的要求，实践上力求使学生掌握护理礼仪与人际沟通的实务操作方法，提高学生的整体素质，为今后的学习和工作打下良好的基础。③每章由“学习目标”“情景导入”“知识链接”“案例分析”“课堂活动”等相关内容组成，使教材内容和形式更加生动、活泼，以激发学生的学习兴趣。

全书共有九章，包括礼仪及护理礼仪、日常社交礼仪、护士实用礼仪、人际关系、人际沟通、护理工作中的语言沟通、护理工作中的非语言沟通、护理实践礼仪及求职礼仪。在本书的编写过程中，我们参考了本行业国内外专家、学者的相关研究成果。编写团队全体成员付出了大量辛勤的劳动，各编者所在单位给予了大力的支持，在此一并表示诚挚的感谢。

鉴于编者水平的局限性，本书难免存在疏漏和不当之处，敬请读者与同行不吝指正。

秦东华

2018 年 9 月

教学大纲
（参考）

目　录

第一章 礼仪及护理礼仪

01章 PPT

学习目标

1. 掌握礼仪的基本原则。
2. 了解礼仪的起源、发展、表现形式。
3. 熟悉护理礼仪的概念、特征及作用。
4. 能正确运用礼仪的基本原则进行有效沟通。
5. 具有基本的护理礼仪知识及以礼相待病人的基本能力。

情景导入

王先生参加一个学术会议，在会场上看见了一位他很敬重的学者李教授，李教授正和其他人谈话。王先生想，在这么多人面前，更需要表达对李教授的尊敬。于是走上前去和李教授打招呼、握手。握手时，他用左手盖在对方的手背上，以示亲密，并长时间地握住李教授的手，聊了好一会。

请思考：

1. 王先生的行为是否合乎礼仪规范？
2. 同学们在社会交往中，应如何待人接物？

礼仪(etiquette)，是人们在社会交往中形成的各种符合“礼”的精神及要求的行为准则或规范的总和。重礼仪、守礼法已内化为一种民众的自觉意识而贯穿其心理与行为活动之中，成为中华民族的文化特质。荀子曰：“人无礼则不生，事无礼则不成，国家无礼则不宁。”礼既是个人立身之本，又是国家治理之策。

礼仪受社会历史、风俗习惯等因素的影响，不同社会阶段、不同社会文化背景，都会形成与之相适应的行为规范——礼仪。

根据医药卫生体制改革总体部署，要求临床护理应“以病人为中心”，进一步规范临床护理工作，改善护理服务，提高护理质量，努力为民众提供安全、优质、满意的护理服务。因此，对从事医疗卫生行业的工作人员的礼仪修养提出了更高的要求。

笔记

第一节　礼 仪 概 述

一、礼仪的起源与发展

(一) 礼仪的起源

礼仪指礼节和仪式。“礼”字和“仪”字指的都是尊敬的方式，“礼”，多指个性的活动，像鞠躬、欠身等，就是礼节；“仪”，则多指集体性的，像开幕式、阅兵式等，就是仪式。

古人曰：“礼者敬人也”。礼仪是一种待人接物的行为规范，也是交往的艺术，既为人们所认同，又为人们所遵守，是以建立和谐关系为目的的各种符合交往要求的行为准则和规范的总和，是人类为维系社会正常生活而要求人们共同遵守的最起码的道德规范。它是人们在长期共同生活和相互交往中逐渐形成的，并且以风俗、习惯和传统等方式固定下来。对一个人来说，礼仪是一个人的思想道德水平、文化修养、交际能力的外在表现；对一个社会来说，礼仪是一个国家社会文明程度、道德风尚和生活习惯的反映。

1. 产生于人类协调矛盾的需求　原始社会生产力水平低下，安全没有保障。为了生存，人与人之间必须进行交往、协作。在交往活动中人们会习惯用一些动作向对方表达自己的意向和情感，由此形成了习俗。礼仪就是习俗长期使用并统一规范而形成的。

2. 产生于原始的祭祀活动　这些祭祀活动在历史发展中逐步完善了相应的规范和制度，正式形成祭祀礼仪。随着人类对自然与社会各种关系认识的逐步深入，仅以祭祀天地、祖先等为礼，已经不能满足人类日益发展的精神需要和调节日益复杂的现实关系的需要。于是，人们将祭祀活动中的一系列行为，从内容和形式扩展到了各种人际交往活动，从最初的祭祀之礼扩展到社会各个领域的各种各样的礼仪。

知识链接

图 腾 崇 拜

图腾崇拜是发生在氏族公社时期对某种动物的崇拜，也是祖先崇拜的一部分，图腾主要出现在旗帜、族徽、柱子、衣饰、身体等地方。目前对于图腾崇拜的研究也是对于原始社会研究的重要组成部分，图腾崇拜现象蕴含着重要的历史人文意义。

3. 产生于人类维系生存发展的需要　在长期的历史发展过程中，随着经济的发展、物质财富的积累，使婚姻成为定式，尊老爱幼、尊卑有序等礼仪日趋明确，人际交往的礼仪开始萌芽。

(二) 礼仪的发展

礼仪在其传承沿袭的过程中不断发生着变革。从历史发展的角度来看，其演变过程可以分 5 个阶段。

1. 礼仪的起源时期——夏朝以前(公元前 21 世纪前)　礼仪起源于原始社会，在原始社会中、晚期(约旧石器时代)出现了早期礼仪的萌芽。整个原始社会是礼仪的萌芽时期，礼仪较为简单和虔诚，还不具有阶级性。内容包括：制订了明确血缘关系的婚嫁礼仪；区别了部族内部尊卑等级的礼制；制订了一些在人们的相互交往中表示礼节和表示恭敬的动作。

2. 礼仪的形成时期——夏、商、西周 3 代(公元前 21 世纪—公元前 771 年)　人类进入奴隶社会，统治阶级为了巩固自己的统治地位把原始的宗教礼仪发展成符合奴隶社会政治需要的礼制，“礼”被打上了阶级的烙印。在这个阶段，中国第一次形成了比较完整的国家礼仪与制度，如“五礼”就是一整套涉及社会生活各方面的礼仪规范和行为标准。古代的礼制典籍亦多撰修于这一时期，如《周礼》《仪礼》《礼记》就是我国较早的礼仪学专著。在汉以后 2000 多年的历史中，它们一直是国家制定礼仪制度的依据。

笔记

3. 礼仪的变革时期——春秋战国时期(公元前770年—公元前221年)　这一时期,学术界形成了百家争鸣的局面,以孔子、孟子、荀子为代表的诸子百家对礼教进行了研究和发展,对礼仪的起源、本质和功能进行了系统阐述,第一次在理论上全面而深刻地论述了社会等级秩序划分及其意义。

孔子对礼仪非常重视,把“礼”看成是治国、安邦、平定天下的基础。他认为“不学礼,无以立”“质胜文则野,文胜质则史。文质彬彬,然后君子”。他要求人们用礼的规范来约束自己的行为,要做到“非礼勿视,非礼勿听,非礼勿言,非礼勿动”。倡导“仁者爱人”,强调人与人之间要有同情心,要相互关心,彼此尊重。

孟子把“礼”解释为对尊长和宾客严肃而有礼貌,即“恭敬之心,礼也”,并把“礼”看作是人的善性的发端之一。

荀子把“礼”作为人生哲学思想的核心,把“礼”看作是做人的根本目的和最高理想,“礼者,人道之极也”。他认为“礼”既是目标、理想,又是行为过程,强调“人无礼则不生,事无礼则不成,国家无礼则不宁”。

4. 礼仪的强化时期——秦汉到清末(公元前221年—公元1911年)　在我国长达2000多年的封建社会里,尽管在不同的朝代礼仪文化具有不同的社会政治、经济、文化特征,但却有一个共同点,就是一直为统治阶级所利用,礼仪是维护封建社会等级秩序的工具。这一时期礼仪的重要特点是尊君抑臣、尊夫抑妇、尊父抑子、尊神抑人。在漫长的历史演变过程中,它逐渐变成为妨碍人类个性自由发展、阻挠人类平等交往、桎梏思想自由的精神枷锁。纵观封建社会的礼仪,内容大致有涉及国家政治的礼制和家庭伦理两类。

5. 现代礼仪的发展　辛亥革命以后,受西方资产阶级“自由、平等、民主、博爱”等思想的影响,封建传统礼教的规范和制度受到强烈冲击。“五四”新文化运动对腐朽、落后的礼教进行了清算,符合时代要求的礼仪被继承、完善、流传,那些繁文缛节逐渐被抛弃,同时接受了一些国际上通用的礼仪形式。新的礼仪标准、价值观念得到推广和传播。中华人民共和国成立后,逐渐确立以平等相处、友好往来、相互帮助、团结友爱为主要原则的新型社会关系和人际关系。改革开放以来,随着中国与世界的交往日趋频繁,西方一些礼仪、礼节陆续传入我国,同我国的传统礼仪一道融入社会生活的各个方面,构成了社会主义礼仪的基本框架。许多礼仪从内容到形式都在不断变革,现代礼仪的发展进入了全新的发展时期。大量的礼仪书籍相继出版,各行各业的礼仪规范纷纷出台,礼仪讲座、礼仪培训日趋红火。人们学习礼仪知识的热情空前高涨。讲文明、讲礼貌蔚然成风。今后,随着社会的进步、科技的发展和国际交往的增多,礼仪必将得到新的发展和完善。

知识链接

东、西方礼仪的差异

东方礼仪主要指以中国、日本、泰国等为代表的亚洲国家所具有东方民族特点的礼仪文化。西方礼仪主要指流传于欧洲、北美洲各国的礼仪文化。

1. 在对待血缘亲情方面　东方人一般非常重视家族和血缘关系,人际关系中最稳定的是血缘关系;西方人一般独立意识强。

2. 在表达形式方面　东方礼仪以“让”为礼,常显得谦逊和含蓄。西方礼仪的表达一般比较率直。

3. 在礼品馈赠方面　东方礼仪常重视礼尚往来。西方礼仪常强调交际务实。

4. 在对待“年资”的态度方面　东方礼仪一般是老者、尊者优先。西方礼仪一般崇尚平等。

5. 在对待隐私权方面　东方礼仪通常注重共性拥有,强调群体,强调人际关系的和谐。西方礼仪通常强调个人拥有的自由(在不违反法律的前提下)和隐私。

笔记

二、礼仪的基本概念

(一) 礼、礼貌、礼节与礼仪

1. 礼　"礼"的本质是"诚",有敬重、友好、谦恭、关心、体贴之意,后引申为表示敬意的通称,是人们在长期的生活实践中约定俗成、共同认可的行为规范。"礼"为特定的民族、国家基于客观历史传统而形成的价值观念、道德规范、行为方式。"礼"是人际交往乃至国际交往中相互尊重、亲善友好的行为。

2. 礼貌　是指人们在交往过程中通过语言、动作相互表示敬意和友好的行为准则,是人的道德品行与素养简单直接的体现。它反映了时代的风尚与道德水准,体现了人们的文化层次和文明程度。

3. 礼节　是指人们在交往过程中,相互表示问候、致意、祝愿、迎来送往惯用的形式。礼节是礼貌的具体表现,具有形式化的特点。

4. 礼仪　是礼节、仪式的统称,是人们在各种具体的社会交往中,为了表示相互尊重,在仪表、仪态(manner)、仪式、仪容(appearance)、言谈举止等方面约定俗成的、共同认可的规范和程序。从广义的角度看,它泛指人们在社会交往中的行为规范和交际艺术;狭义上看,通常是指在较大或隆重的正式场合,为表示敬意、尊重、重视等所举行的合乎社交规范和道德规范的仪式。

(二) 礼、礼貌、礼节、礼仪之间的关系

"礼"是一种社会道德规范,是人们社会交际中的行为准则。礼貌、礼节、礼仪都属于"礼"的范畴,礼貌是表示尊重的言行规范,礼节是表示尊重的惯用形式和具体要求,礼仪仅是由一系列具体表示礼貌的礼节所构成的完整过程。"礼貌""礼节""礼仪"三者尽管名称不同,但都是人们在相互交往中表示尊敬、友好的行为,其本质都是尊重人、关心人。三者相辅相成,密不可分。礼是仪的本质,而仪则是礼的外在表现。礼貌是礼仪的基础,礼节是礼仪的基本组成部分。有礼貌而不懂礼节,往往容易失礼;谙熟礼节却流于形式,充其量只是客套。礼节只是一种具体的做法,而礼仪则是一个表示礼貌的系统、完整的过程。礼仪在层次上要高于礼貌、礼节,其内涵更深、更广,它是由一系列具体的礼貌、礼节所构成。

三、礼仪的基本原则

礼仪不是法律规定,不能靠强制的权力来维持,礼仪也不完全等同于道德规范,可以靠舆论的力量来维持。维持社会活动的礼仪规范只能是社会成员的认同和主动服从。任何事物都有其内在规律和原则可遵循,礼仪在文明社会生活中具有重要作用,也有其可以遵循的原则。礼仪的原则是人们对礼仪的社会长期实践活动的高度概括。学习和掌握礼仪的基本原则,对帮助人们规范自己的社会行为、减少人际交往失误、增强在职业活动和日常社会活动中的能力具有积极重要的作用。

(一) 自觉遵守的原则

任何人不论职务大小和财富多少,在社会活动中都必须有自觉自愿地遵守、合理应用礼仪规范的义务,用礼仪去规范自己在交往活动中的言行举止。自觉遵守是对行为主体提出的基本要求,更是人格素质的基本体现。否则就会受到公众的谴责,交际就难以成功。

(二) 宽容敬人的原则

在人际交往中,每个人的思想、品格及认识问题的水平总是有差别的,不能用一个标准去要求所有的人,而应宽以待人。人们在交际活动中运用礼仪时,既要严于律己,更要宽以待人。宽容就是豁达大度,有气量,不计较和不追究,多容忍他人,多体谅他人,多理解他人。这样才能化解生活中的人际冲突。要常存敬人之心,不可伤害他人的个人尊严,更不能侮辱对方的人格。敬人就是尊敬他人,包括尊敬自己,维护个人和组织的形象。不可损人利己,这也是人的品格问题。

(三) 自律适度的原则

学习应用礼仪,最重要的是自我约束、自我对照、自我反省、自我检查。自律就是自我约束,按照礼仪规范严格要求自己,知道自己该做什么,不该做什么。应用礼仪时要注意把握分寸,认真得体。适度就是把握分寸。礼仪是一种程序规定,而程序自身就是一种"度"。礼仪无论是表示尊敬还是热情都有一个"度"的问题,没有"度",施礼就可能进入误区。

笔记

（四）真诚平等的原则

真诚就是在交际过程中做到诚实守信，不虚伪、不做作。在社交场合中，并非每个人都能有优美的姿态、潇洒的风度、得体的谈吐，但是只要真诚以待，让每个人都感受到你的真诚，就能赢得他人的信任和礼遇。平等是礼仪的核心，即尊重交往对象，以礼相待，对任何交往对象都必须一视同仁，给予同等程度的礼遇。不允许因为交往对象在年龄、性别、种族、文化、职业、身份、地位、财富以及与自己关系的亲疏远近等方面的不同，就厚此薄彼、区别对待，给予不平等的待遇。

（五）入乡随俗的原则

由于国情、民族、文化背景的不同，交往各方都应尊重相互之间的风俗、习惯，了解并尊重各自的禁忌。必须坚持入乡随俗，与绝大多数人的习惯做法保持一致，杜绝目中无人，唯我独尊，否定他人的习惯性做法。

四、礼仪的基本作用

（一）沟通作用

礼仪行为是一种信息性很强的行为，每一种礼仪行为都表达一种甚至多种信息。热情的问候、友善的目光、亲切的微笑、文雅的谈吐、得体的举止等，不仅能唤起人们的沟通欲望，彼此建立起好感和信任，而且可以促成交流的成功和范围的扩大，进而有助于事业的发展。

（二）协调作用

礼仪是社会活动中的润滑剂，它对营造一个平等、团结、友爱、互助的新型人际关系起着不可忽视的作用。礼仪所表达的意义主要是尊重。尊重可以使对方在心理需要上感到满足、愉悦，进而产生好感和信任。通过完备的礼仪，人们可以联络感情、协调关系，使一切不快烟消云散、冰消雪融。

（三）美化作用

在人类的生活经验中产生的礼仪规范，讲究和谐，重视内在美和外在美的统一。礼仪在行为美学方面指导着人们不断地充实和完善自我，并潜移默化地熏陶着人们的心灵。人们的谈吐越来越文明，装饰打扮越来越富有个性，举止仪态越来越优雅，并符合大众的审美原则，体现出时代的特色和精神风貌。

（四）教育作用

礼仪是人类社会进步的产物，是传统文化的重要组成部分。礼仪蕴涵着丰富的文化内涵，体现着社会的要求与时代精神。礼仪通过评价、劝阻、示范等教育形式纠正人们不正确的行为习惯，指导人们按礼仪规范的要求去协调人际关系（interpersonal relation），维护社会正常生活。让人们都接受礼仪教育，可以从整体上提高人民群众的综合素质。

（五）维护功能

礼仪作为社会行为规范，对人们的行为有很强的约束力。在维护社会秩序方面，礼仪起着法律所起不到的作用。社会的发展与稳定、家庭的和谐与安宁、邻里的和谐、同事之间的信任与合作，都依赖于人们共同遵守礼仪的规范与要求。社会上讲礼仪的人越多，社会便会越和谐稳定。

第二节 护理礼仪

情景导入

一位老师带领学生诵读南丁格尔誓言，教导学生要忠于职守，尽力提高护理之标准。勿为有损之事，勿取服或故用有害之药。慎守病人家务及秘密，竭诚协助医生之诊治，务谋病者之福利。

请思考：

作为护理专业的学生，您对此有何体会？

护理礼仪（nursing etiquette）是一种专业文化模式，是研究护理工作中交往规范艺术的学问。护理礼仪除具有日常礼仪的基本特征外，还具有护理专业的文化特性，是护理行业行为规范，用以指导和

笔记

协调护理行为过程中的艺术。面对疾病折磨的病人，护理人员规范的礼仪服务能使病人得到心理安慰，从而产生亲近、信任的感觉。这对疾病的治疗是一种无形的帮助，能够消除病人的心理障碍，充分发挥护理在医疗中的作用，促进病人早日康复。

一、护理礼仪的概念与特征

（一）护理礼仪的概念

1. 护理礼仪的概念　护理礼仪属职业礼仪范畴，是护士在本职工作岗位上向病人提供护理服务时必须严格遵守的准则、程序和行为规范的体系总和。它既是护理工作者素质修养的外在表现，也是护理人员职业道德的具体表现，是护士与病人、病人家属、医护人员以及其他人员之间相互沟通的重要技巧。主要包括两方面的内容：护士内在的文化底蕴、素质修养和外在的仪表行为。这些内容通过礼节和仪式表现出来。

2. 护理礼仪的基本原则　①行为、仪表端庄大方；②语言态度和蔼可亲；③操作技术娴熟准确；④护理服务主动周到；⑤工作作风认真严谨。

（二）护理礼仪的特征

作为护理工作过程中行为的基本规范和要求，护理礼仪具有其自身的特征。护理礼仪的特征包括礼仪的规范性、礼仪的强制性、礼仪的可行性、礼仪的传承性、礼仪的普遍性和社会性。下面主要介绍护理礼仪的规范性、强制性和可行性。

1. 规范性　礼仪的规范性指的是人们在交际场合待人接物时必须遵守的行为规范。这种规范性不仅约束着人们在一切交际场合的言谈话语、行为举止，使之合乎礼仪，而且也是人们在一切交际场合必须采用的一种“通用语言”，是衡量他人、判断自己是否自律、敬人的一种尺度。护士在待人接物、律己敬人、行为举止等方面必须遵循护理职业标准和行为规范规定，这也是礼仪规范性的具体体现。如各医院对护士的服装有统一的规定及有各自规范的工作用语等。

课堂活动

讨论了解：常用的护士工作用语有哪些？

2. 强制性　护理人员提供的护理服务，实质上是由一系列专业性很强的护理操作技术组成的，如注射、发药、测体温、灌肠、导尿等，其目的是满足病人生理和心理需求，而护理礼仪也正是在这些操作实施过程中通过形体的举止和适当的言语得以体现的。每一项护理技术都不是护士随意完成的，而是在相关法律、规章、制度、守则的基础上，严格遵循一套完整的专业技术操作规范才能完成。因此，在日常护理工作中，护理人员必须约束自己的一些不正确、非专业的行为和语言，严格地遵循操作技术原则是为服务对象提供良好护理服务的重要保证。

3. 可行性　护理礼仪详细而具体地规定了护士在护理活动中的仪容、仪态及操作时的要求，规范了护理人员的言谈举止。护理礼仪要求具体、通俗易懂、切实可行，易于学习和掌握，可广泛应用于日常护理活动中。

二、护理礼仪修养的重要性

随着社会的进步、科技的发展及医疗模式的转变，人们对健康需求以及对医疗服务质量的要求越来越高，护理礼仪已成为医院文化建设的重要组成部分。南丁格尔曾说过：“护士走路的艺术、谈话的艺术、操作的艺术，都会给病人带来不同的心理感受，而我们希望的是带给病人未来、幸福、安宁和健康。”一个优秀的护理工作者不仅要有广博的专业知识、精湛的专业技能，还要有良好的人文道德修养。因此，护理人员学好礼仪，具备良好的职业修养是卫生事业发展的客观需要。

（一）增进医护关系，营造和谐环境

医护工作是互相配合、共同完成疾病治疗，并以促进病人康复为最终目标的工作。护士个人在工作场所的言谈举止、衣着服饰，已不再是单纯的个人行为，而与所在医院的利益紧密联系，甚至影响到

笔记

社会对护士职业的评价，影响到护士在社会中的地位。护理礼仪作为护士尊重病人的形式，也是护士获得病人尊重的重要途径之一。护士的形象与言谈举止、仪表仪容都可能对病人产生直接或间接的影响，从而影响护理效果。护士在工作中优美的站姿、端庄的坐姿、轻盈的步态、协调的操作及礼貌的语言，能充分展示护士良好的职业素质和礼仪风范，而微笑的面容则可以消除病人心中的疑虑和紧张情绪。工作中仪容整洁、精神饱满、行为干练，可以争取他人的信任，利于彼此的协作，是开展护理工作的基础，是密切护患关系的桥梁。

（二）塑造良好职业形象，提高护理质量

护理礼仪是护士职业形象的重要组成部分，是护士素质、修养、行为、气质的综合反映，包括护士仪表、语言的艺术、人际沟通与交流技巧及护士行为规范，这些都影响着病人对医疗服务的信任。同时，护理礼仪还能强化护理行为效果，提高护理工作科学性，从细微处满足病人心理需求，促进其早日康复，这也无形中提高了工作效率。在工作中护理礼仪能密切护患关系，利于信息交流。护士是病人在住院期间获取信息的重要来源，一个具有良好礼仪风范的护士，很快就能博得病人的信任。护理工作中的每一次健康教育、每一次轻微的触摸、每一句鼓励的话语都会给病人留下良好的印象，同时能打动病人，使病人感到被人尊重，从而树立战胜疾病的信心和勇气。将护理礼仪融入到临床护理工作的始终，为服务对象提供优质护理服务，构建和谐护患关系，不仅可以提升护理人员的综合素质，提高护理质量，而且可以提升服务对象的满意度，减少护患冲突，为人类健康事业做贡献。

三、护理礼仪修养的主要培养方法

“做人先学礼”，礼仪教育是我们人生的第一课，而礼仪是必须通过学习、培养和训练，才能成为人们的行为习惯。礼仪修养是指人们按照一定的礼仪规范要求自己，结合自己的实际情况，在礼仪品质、意识等方面进行自我锻炼和自我修养。

（一）增强道德品质修养

道德品质也称品德或德行，它是社会道德现象在个人身上的具体体现，是指一定的社会道德原则和规范在个人思想行动中所表现出的某种比较稳定的特征和倾向。道德品质的修养和礼仪行为的养成有着密切的联系，二者是相辅相成的统一过程。礼仪行为从广义上说就是一种道德行为，处处渗透和体现着道德精神。一个人想要在礼仪方面达到较高的造诣，离不开道德品质方面的修养；而一个人要形成一种高尚的道德品质，也离不开日常礼仪规范的训练。

（二）提升文化知识素质

礼仪学是一门综合性的专门学科，它和公共关系学、传播学、美学、民俗学、社会学等许多学科都有密切关系，一个人只有具备广博的文化知识，才能深刻理解礼仪的原则和规范；只有具备较高的文化层次，才能在不同场合更加自如地运用礼仪。因此，要提高自己的礼仪修养，必须有意识地广泛涉猎多种科学文化知识，使自己具备较高的综合知识素养，提高文学、艺术欣赏能力，提高审美能力。这样，就会有意无意地按照美的规律来认识生活和改造周围的环境，同时在人际交往中，自己的言行也更具美感。

（三）自觉积累礼仪知识

礼仪是人们交际活动中的一种行为模式。这种行为模式只有通过长期的自觉练习，变成自身一种自觉的动作，形成习惯，才能在交往活动中更好地发挥作用。礼仪修养的培养是用良好的行为习惯纠正不良行为习惯的过程。检验一个人的礼仪修养如何，很重要的一条标准就是看他是否已把礼仪规定变成自身个性中的稳定成分，自然而然地遵循交际礼仪要求，在多元文化护理工作中，如对某一具体活动的礼仪知识不了解，只凭以往的经验办事，有可能会给服务对象带来不良的心理影响。护理人员应注重礼仪和个性修养，注重礼仪知识学习，利用图书资料、电视、网络、远程教育，系统地、全面地学习礼仪的基础知识、基本理论和基本技能。注意收集、学习和领会各种礼仪知识，以便在实践中运用，久而久之，不但自己在礼仪方面博闻多识，而且在礼仪修养的实践上也能提高到新的高度。

（四）加强护理礼仪实践

对护理礼仪知识的学习，不能仅停留在理论上，更要以积极的态度，坚持理论联系实际，将自己学到的护理礼仪知识积极运用于护理工作之中。护理礼仪修养，既要修炼又要培养，离开实践，修养就

笔记

成为无源之水、无本之木。护理人员应该在职业岗位、家庭、社会等场合中，时时处处自觉地从大处着眼，小处着手，以礼仪的准则来规范自己的言行举止。

（王　桔）

思考题

1. 东、西方礼仪有什么差异？
2. 怎样培养自己的护理礼仪修养？

思路解析　　扫一扫，测一测

第二章　日常社交礼仪

02章 PPT

学习目标

1. 掌握日常社交礼仪的基本含义。
2. 熟悉日常社交礼仪应遵循的原则。
3. 了解通信礼仪、公共场所礼仪。
4. 能正确运用基本社交礼仪，在护理工作中建立良好的人际关系。
5. 具有日常社交的基本能力，获得交往活动的成功。

日常社交礼仪(social etiquette)是人们在日常社会交往活动中应当遵守和恪守的礼仪规范。掌握一定的日常社交礼仪知识并能恰到好处地加以应用，能提升人的魅力，使其行为举止留给人们美好的印象，有助于人们获得交往活动的成功。护士在护理工作中不可避免要与各种各样的人交往，掌握日常社交礼仪常识，有助于在护理工作中建立良好的人际关系。

第一节　日常社交礼仪概述

知识链接

商务礼仪的3A原则

美国学者布吉尼教授提出了商务礼仪的3A原则:Accept——接受、Attention——重视、Admire——赞赏。3A原则实际上是强调在商务交往中处理人际关系最重要的需要注意的问题。3A原则告诉我们在商务交往中不能只见到物而忘掉人。强调人的重要性，要注意人际关系的处理，不然就会影响交往的效果。3A原则的核心内容是尊重交往对象的三大途径。

Accept:接受对方，宽以待人。不刁难对方，不让对方难堪，客人永远是对的。比如在交谈时不打断别人，不轻易补充对方，不随意更正对方。因为事物的答案有时不止一个。不是原则问题，接受对方。

Attention:重视和欣赏对方。要看到对方的优点，不要专找对方的缺点。重视对方的技巧:在人际交往中要善于使用尊称;记住对方，接过名片要看，记不住时不要张冠李戴。

Admire:赞美对方，给交往对象赞美和肯定。赞美的技巧:实事求是，不能太夸张;适应对方，要夸到点子上。

笔记

一、社交礼仪的概念

社交又称为社会交往、社会交际，是人类生活中不可缺少的重要组成部分，是人们因为某种需要和目的与其他人建立和改善人际关系的活动。

所谓“社交礼仪”，最初是指在较大、较隆重的场合，为表示对宾客的尊敬和友好根据某些惯例而举行的礼宾仪式。后来根据社会生活中人际交往的需要，逐步发展为广义的礼仪，指人们在人际交往、社会交往和国际交往活动中用于表示尊重、亲善和友好的大家共同遵循的律己敬人的道德准则、行为规范、礼仪仪式，也可以说是人际交往中的约定俗成的示人以尊重、友好的习惯做法。社交礼仪受到物质水准、历史传统、文化心态、民族风俗等的影响。

二、社交礼仪的内涵

（一）社交礼仪是一种道德行为规范

规范就是规矩、章法、条条框框，也就是说社交礼仪是对人的行为进行约束的条条框框，告诉人们应该要怎么做，不应该怎么做。如你到老师办公室办事，进门前要先敲门，若不敲门就直接闯进去是失礼的。社交礼仪比起法律、纪律，其约束力要弱得多。违反社交礼仪规范，只能让别人产生厌恶，别人不能对你进行制裁。因此，社交礼仪的约束要靠道德修养的自律。

（二）社交礼仪的直接目的是表示对他人的尊重

尊重是社交礼仪的本质。人都有被尊重的高级精神需要。当在社会交往活动过程中，按照社交礼仪的要求去做，就会使人获得尊重的满足，从而获得愉悦，由此达到人与人之间关系的和谐。

（三）社交礼仪的根本目的是为了维护社会正常的生活秩序

没有礼仪，社会正常的生活秩序就会遭到破坏，在这方面，它和法律、纪律共同起作用，也正是因为这一目的，世界各国都非常重视社交礼仪规范建设。

（四）社交礼仪要求在人际交往、社会交往活动中遵守

这是礼仪范围，超出这个范围，社交礼仪规范就不一定适用了。如在公共场所穿拖鞋是失礼的，而在家穿拖鞋则是正常的。

三、日常社交礼仪应遵循的原则

（一）真诚、尊重

真诚是在交际过程中要做到诚实守信。不虚伪，是待人真心真意的友善表现。只有表现为对他人的正确认识，相信他人，尊重他人，真诚的奉献，才有丰硕的收获。社交活动作为人与人之间信息传递、情感交流、思想沟通的过程，如果缺乏真诚就无法保证达到良好的效果。

在社交场合中，要保持对对方人格的尊重，不损坏对方的人格和尊严。要避免以下误区：一种是在社交场合，一味地倾吐自己的所有真诚，甚至不管对象如何；一种是不管对方是否能接受，凡是自己不赞同的或不喜欢的一味的抵制排斥，甚至攻击。因此在社交场合，切记三点：给他人充分表现的机会；对他人表现出你最大的热情；给对方永远留有余地。

（二）适度

社交活动中不要我行我素，不要自以为是，不要厚此薄彼，更不要傲视一切、目空无人，更不能以貌取人，或以职业、地位、权势压人，而是应该时时处处平等、谦虚待人，才能结交更多的朋友。由于民族、文化背景的差异，在人际交往中，存在着“十里不同风，百里不同俗”的现象。因此，在社交活动中，必须做到入乡随俗，把握好正常的分寸，根据具体情况、具体情境而行使相应的礼仪。如在与人交往时，既要彬彬有礼，又不能低三下四；既要热情大方，又不能轻浮谄谀；要自尊不要自负；要坦诚但不能粗鲁；要信人但不要轻信；要活泼但不能轻浮。否则无法表达敬人之意。

（三）自律

自信是社交场合的一份很可贵的心理素质，一个有充分信心的人，才能在交往中不卑不亢、落落大方，遇强者不自惭，遇到磨难不气馁，遇到侮辱敢于挺身反击，遇到弱者会伸出援助之手。在社交活动中每个社会成员都应从一言一行、一举一动上严格按照礼仪规范去约束自己，努力做到自律。自律

是施行礼仪的基本保障。古训"非礼勿视，非礼勿听，非礼勿言，非礼勿行"就是社交礼仪自律的具体要求。

(四) 守信

人们在交际活动中运用礼仪时，既要严于律己，又要宽以待人。宽容是一种较高的思想境界，一个注重社交礼仪修养的人应具有宽阔的胸襟和善解人意的心灵，容许别人有不同于自己和传统观点的见解，应该站在对方的立场去考虑一切，不能求全责备，过分苛求。

在社交场合，一定要守时、守约、守信。与人商定好时间的约会，决不能拖延迟到。与人签订的协议、要如期履行。即所谓：言必信，行必果。如没有十分的把握就不要轻易许诺他人，许诺做不到，反而会失信于人。

第二节　基本交往礼仪

情景导入

某医院护理部派护士小王去参加某个学术交流会议，会上小王遇到很多资深前辈和同行等，她很想去认识这些专家。

请思考：

1. 她需要怎样进行自我介绍呢？
2. 与对方交换名片时该注意什么问题？

一、交往礼仪

在交际场合中，相识者之间和不相识者之间往往都需要在恰当的时候向交往对象行礼，表示对对方的尊重、敬意，这就是所谓的会面礼，又称见面礼，是人们在长期的实践过程中形成的约定俗成的礼仪。常见的包括称谓、介绍、行礼等环节。

(一) 称谓礼仪

称谓也叫称呼，是人们在日常交际之中彼此之间的称呼语。人际交往过程中选择正确、恰当的称谓，既可体现出对别人的尊重，又可以显示出自身良好的教养，从而使交往双方缩短彼此间的心理距离，感情更加融洽。

1. 称谓的一般原则　首先，称谓要符合常规，就是要符合民族、文化、传统和风俗习惯。例如中国人对父母是不能直呼其名的；而在欧美国家，孩子直接叫爸妈的名字就非常正常。其次，称谓必须讲究场合，在不同的场合应使用不同的称呼。比如在正式的场合就不适合称呼昵称。再者，在使用称呼时要考虑入乡随俗的问题，习俗不一样，称呼往往也不一样。

2. 称谓的一般方式　社交场合使用的常规性称谓有以下三种：

(1) 泛尊称：就是对社会各界人士在广泛的社交活动中都可以使用的称呼。例如称未婚的女孩子为小姐，称已婚的女士为夫人、太太，称呼男士为先生。泛尊称适用的范围比较广，除了性别的差异外，可以说是一种以不变应万变的称呼。

(2) 职务称：一般在较为正式的官方活动中使用。如李校长、王主任、何总经理。

(3) 职业称：与一些职业特征比较明显的人士交往时使用的称谓。如警察先生、解放军同志、护士同志等。

除了以上三种常规的称呼外，在人们日常的交际中有时还有其他一些称呼也比较常用。比如亲属之间有各种各样的爱称或昵称，如老爸、老妈。在关系较为密切的人们之间，使用类似亲属关系的称呼，称年长的女性为阿姨，男性为叔叔等。

3. 称谓的避讳　人际交往中，在使用称谓时，一定要避免下列不当的做法：

(1) 替代性称呼：就是用其他语言符号来替代常规性称呼。比如我们国内某些服务行业用编号来

笔记

称呼人，对排在第五位的人叫“5 号”；医院里以病人的病床号来称呼病人，如“3 床”等。

（2）容易引起误会的称呼：因为习俗不同、关系不同、文化背景不同，有些称呼是容易引起误会的。

（3）失礼的简称：有些称谓在特定场合使用时是自然、亲切的，但在另外一些场合则被认为是失礼、对人不尊重的。例如，昵称、小名在正式社交场合就不应使用。

（二）介绍礼仪

1. 介绍　是人际交往中与他人进行沟通、增进彼此了解、建立联系的最基本、最常规的方式。是人与人之间认识、沟通、交流的出发点，在人际交往中处于一个非常重要的环节，它是人际沟通的桥梁。正确地使用介绍礼，可以显示介绍者良好的交际风度和交往品质，扩大交际圈，广交朋友。

2. 介绍的正确姿势　为他人做介绍时，一般应站立于被介绍者的旁侧，身体上部略倾向被介绍者，伸出靠近被介绍者一侧的手臂，胳膊向外微伸，大臂与小臂呈弧形平举，摊开手掌，手心向上，拇指与四指略分，四指自然合拢，指向被介绍者一方，并面带微笑，两眼平视接受介绍者。被介绍者在他人介绍到自己，或者他人向自己进行自我介绍时，应报以微笑、握手或致意等举动予以呼应，以示礼貌。介绍到自己时应明显改变身体姿态，比如将坐姿改为站姿是一种最为有礼的呼应方式。若起立确实不方便，可采用点头致意或者将上身前倾致意等呼应方式。

图片：为他人做介绍

3. 介绍程序　在比较正式的社交场合，介绍的一般程序是：先介绍男士，后介绍女士；先介绍上级，后介绍下级；先介绍长辈，后介绍晚辈；先介绍主人，后介绍客人。

从社交的礼仪来看，介绍分为两大基本类型：一是介绍自己，即自我介绍；另外一种叫介绍他人，即替别人做介绍。

（1）自我介绍：就是在必要的社交场合，把自己介绍给他人。介绍内容要真实而准确，态度要得体，注意互动，如果有可能要先递名片再做自我介绍。一般情况下，应在 1 分钟内结束最好。自我介绍根据介绍内容的不同，可以分为以下几种：①应酬式：适用于一般性的社交场合。往往只介绍姓名一项即可。例如“您好！我叫 ××。”②公务式：适用于工作场合。这种介绍需要说明自己的工作性质和具体身份。介绍内容往往包括四大要点：单位、部门、职务、姓名。例如“您好！我叫 ××，是市医院的护理部主任。”③社交式：适用于非公务活动及私人聚会中，是为了刻意寻求与交往对象进一步交流，拉近彼此的人际距离，找寻彼此之间关系的共同点而进行的自我介绍。如已知对方是某学校的毕业生，那么在介绍时重点突出自己也毕业于该校，从而缩短彼此间的距离。

（2）介绍他人：又叫替别人做介绍，即在人际交往中经第三者为彼此互不相识的双方引见、介绍的一种方式。根据介绍内容的不同，可以分为以下几种：①标准式：主要适用于正式场合。介绍的内容为姓名、单位、部门、职务。例如“我来给两位介绍一下，这位是 ×× 医院的护理部刘主任，这位是 ×× 医学院的张院长。”②简介式：主要适用于一般的社交场合，一般只介绍双方姓名等。例如“我来介绍一下，这位是小赵，这位是小李，你们认识一下吧。”③强调式：适用于各种社交场合。重点强调介绍者与被介绍者之间的特殊关系，以便引起重视。例如“这位是 ×× 医院内科的王大夫，这位是我的学生李 ××，她正在你们医院实习，请您对她严格要求，多多关照。”④推荐式：适用于比较正式的社交场合。多是介绍者有备而来，有意要将甲举荐给乙，因此在内容方面，通常会对甲的优势加以重点介绍。例如“陈院长，这位是赵博士。他在老年病预防方面有新的研究和发现，请您在今后方便的时候能提供合作的机会。”

（三）名片使用的礼仪

名片是当今社会公务往来和私人交往中最经济实用的介绍媒介，是现代人常备的沟通交流工具，被称为“自我介绍信”。在交往中，正确得体地使用名片是社交礼仪的基本要求。

1. 名片的作用　一般来说，在日常的交往过程中，名片的具体功能有三种。

（1）自我介绍：是名片的最基本功能。因为名片上通常都会印有自己的名字、职务和部门。

（2）保持联络：名片上所附印的个人办公地点、通信地址、邮政编码、移动电话和办公电话号码以及住宅电话号码等都为对方提供了联系的方式。

笔记

(3) 替代性作用:去拜访某人而不遇时,可以留一张名片,代替留言,表明自己曾登门拜访而不遇。

2. 名片的制作　名片制作不宜刻意求异、求怪,应注重其简洁、实用;名片的文字以简化标准的汉字为佳;以横排为主;内容宜简不宜繁,一般包括三方面的内容,即本人的姓名、职位或职称,所属的企事业单位或部门,联系方式。

3. 名片的使用和交换礼仪　在社交中,名片的使用和交换往往能体现出一个人的礼仪修养和素质,正确使用和交换名片,能够很好地促进双方的进一步交往。

(1) 名片使用:名片使用时不宜残缺、褶皱、涂改,尤其是国际交往中;名片上一般不提供私宅电话。

(2) 名片的递送和接受:递送名片时,应起身站立,面含微笑,端庄得体,上体前倾 15°,双手奉送,眼睛正视对方,举至胸前;名片的正面对着对方。接受名片时亦要专心致志,目光迎向对方,双手捧接。如果不方便双手递接时,也要用右手,不用左手。接过名片一定要用约 1 分钟时间认真去看,一方面表示对对方的重视,二是可了解对方身份。对所接受的名片,要认真收藏,一般应该放在上衣口袋或手袋里,实在没地方放,也要捧在手里直到对方从自己的视线中消失。不应放在钱包里或裤子的后兜里,更不能把别人的名片乱丢、乱扔、乱撕、乱放。若需当场将自己名片回递过去时,最好在收好对方名片后再递。

0202
图片:名片使用组图

4. 名片交换的注意事项　当对方递给你名片后,如果自己没有名片或没带名片,应当首先对对方表示歉意,再如实说明理由。如:"很抱歉,我今天没有带名片。"向他人索要名片最好采用委婉的语言,比如说:"今后怎样向您求教?"或"以后如何与您联系?"暗示对方拿出名片来交换。如对方向你索要名片,你倘若实在不想满足对方的要求,也不应直接加以拒绝,为让对方不失面子,你可以表达得委婉一点。通常可以这样说:"对不起,我忘了带名片"或是"抱歉,我的名片刚刚才用完了"。

(四) 行礼

行礼是在社交活动中,交往双方为表达彼此间的尊重、友好、关心,往往需要在适当的时刻向对方表示的一种礼节。最常用的有握手礼、鞠躬礼、致意礼。

1. 握手礼　是人们交往时最常见的一种见面、离别、祝贺或致谢的礼节。最早流行于欧美,现已遍及世界各地。关于握手的起源,有这样的传说:战争期间,骑士们都穿盔甲,除两只眼睛外全身都包裹在铁甲里,随时准备冲向敌人。如果表示友好,互相走近时就脱去甲胄,伸出右手,表示没有武器,互相握手言好。后来,这种友好的表示方式流传到民间,就成了握手礼。当今行握手礼也都是不戴手套,朋友或互不相识的人初识、再见时,先脱去手套,才能施握手礼,以示对对方尊重。

0203
图片:握手礼

行握手礼时,不必相隔很远就伸直手臂,也不要距离太近。一般距离约一步左右,双方伸出的手一握即可。握手的时间一般控制在 3~5 秒左右,不要相互攥着不放,也不要用力使劲。若和女士握手时,不要满手掌相触 而是轻握女士手指部位即可。伸手的次序是尊者居前,即在上下级之间,上级伸手后,下级才能伸手相握;在长辈与晚辈之间,长辈伸手后,晚辈才能伸手相握;在男女之间,女士伸手后,男士才能伸手相握。假如大家的身份、地位彼此相同或相近,一般以从右到左或从左到右的顺序握下去即可。

0204
图片:女士鞠躬礼组图

2. 鞠躬礼　鞠躬意思是弯身行礼,是表示对他人敬重的一种礼节,是中国、日本、韩国、朝鲜等国家传统的、普遍使用的一种礼节。鞠躬一般适用于庄严肃穆、喜庆欢乐的隆重、庄重场合,表示感谢、道别、致意。鞠躬行礼者距受礼者一般 2 米左右,脱帽,保持正确的站立姿势,两腿并拢,身体直立,双目平视,身体适当弯腰前倾,随着身体向下弯曲,双手逐渐向下,朝膝盖方向下垂,角度不宜过大;脖子不可伸得太长,不可挺出下颏;耳和肩在同一高度:男士的双手自然下垂,贴放于身体两侧裤线处;女士的双手下垂搭放在腹前。鞠躬礼可分为 5°、15°、30°、45°、90° 等多种,鞠躬的深度表示对被问候人的尊敬程度。

0205
图片:男士鞠躬礼组图

鞠躬常用于下级对上级、学生对老师、晚辈对长辈,亦常用于讲话前后,演讲人在演讲前和结束讲话后,通常要鞠躬致意,表示对听众的感谢和致意;领受奖品,得奖人在领受奖品时,要对颁奖人鞠躬致意,感谢鼓励;服务人员向宾客致意,演员向观众掌声致谢;道别、告别,如出远门与亲人、朋友道别;

笔记

唯有追悼会上，与逝者告别，才可以行三鞠躬礼。

3. 致意礼　致意是人们日常交往中常见的一种见面礼，就是我们通常所说的打招呼，人们通过打招呼，传递彼此之间的问候、尊敬、友好之意。男士应先向女士致意；年轻者应先向年长者致意；下级应先向上级致意。在行非语言致意礼时，最好同时伴以“您好”等简洁的问候语，这样会使致意显得更生动、更具活力。

向人致意时，首先，应了解不同的致意方式适用于不同的场合；其次，致意要注意把握恰当的时间；再次，致意时多半是靠身体语言来传递对他人的问候之意，因此掌握好恰当的距离非常关键。

(1) 微笑致意：注视对方，轻轻一笑，传达出真诚的问候。微笑致意几乎是适用范围最广的一种致意方式，在任何场合，只要给他人一个甜美的微笑，就可以轻松表达问候。一个友善的微笑，不但能缩短人与人之间的“距离”，也能使自己和对方的心情都变得愉悦。

(2) 挥手致意：一般用来向他人表示问候时使用的举止。挥手致意要伸出右臂，伸开手掌，掌心向对方，面向对方，指尖向上，轻轻地左右摆一摆手，向对方表示问候。举手致意一般不发出声音，也不需要反复地摇个不停或者像做广播操似的大幅度挥舞手臂。当看见熟人又无暇分身的时候，举手致意可以立即消除对方的被冷落感。

(3) 点头致意：就是在公共场合微微向下低一下头表示向对方打招呼。点头致意时不可以摇头晃脑，也不能持续点头不止。采取点头致意的场合一般是在一些公共场合遇到领导、长辈，一般不宜主动握手时；和交往不深的人见面，或者遇到陌生人又不想主动接触时；一些随便的场合，如在会前、会间的休息室；在上下班的班车上；在办公室的走廊上，不必握手和鞠躬，只要轻轻点头致意就可以了。

(4) 脱帽致意：人们在参加重要集会，奏国歌、升国旗时，除军人行注目礼外，其他人应该脱帽；在进入他人居所或娱乐场所；路遇熟人；与人交谈、握手或行其他见面礼等情况下，应主动摘下帽子并置于适当之处，向对方表示尊敬。这就是常用的脱帽礼。

二、通信礼仪

情景导入

在某医院心内科病房，护士小李值夜班。晚上 10 点，电话铃突然响起。

请思考：

1. 打电话也有礼仪要求吗？
2. 小李应如何正确接听来电？

现代通信工具日趋简捷、多样化，大大地方便了人们之间的交往。在众多的交往活动中，礼貌得体的交往方式是社交成功的重要因素。

（一）电话礼仪

1. 拨打电话的礼仪

(1) 选择恰当的通话时间：最好不要在别人休息时打电话，比如用餐时间、午休时间，尤其是晚上睡觉时间；如果是公事尽量不要占用他人的休息时间，尤其是节假日；打海外电话要考虑时差问题。

(2) 传递信息要简洁：打电话时要力求遵守“三分钟原则”。所谓“三分钟原则”是：打电话时，拨打者应自觉地、有意地将每次通话时间控制在 3 分钟内，尽量不要超过这个限定。此外，在通话时，其基本要求为“宁短勿长”，不是十分重要、紧急、繁琐的事务一般不宜通话时间过长。充分做好通话前的准备，在通话之前，最好把对方的姓名、电话号码、通话要点等内容列出一张清单，这样做可以避免通话时缺少条理、絮叨。

(3) 通话过程要文明：电话接通后，用“您好”开头，“请”字当中，“谢谢”“再见”收尾，要记得自报单位、职务和姓名。语气要和蔼，态度要文雅，注意语调与语速。在电话里语速要适中，音量也适中。此外，嘴要对着话筒，咬字要清楚，特别是时间、日期、地点等数字内容时，一定要和对方确

笔记

认好。

(4) 电话中断要回拨：在通电话时，若电话中途中断，应由打电话者立即回拨。接通后，应向对方稍作解释，避免对方产生疑惑的语句。

2. 接通电话的礼仪

(1) 接电话要迅速、及时：一般来说，在办公室里，力争在电话铃响 3 遍之前拿起话筒。铃声响过 4 遍后接起电话就应道歉：“对不起，让你久等了。”如果受话人正在做一件要紧的事情不能及时接听，代接的人应妥为解释。如果既不及时接电话，又不道歉，甚至极不耐烦，就是极不礼貌的行为。尽快接听电话会给对方留下好印象，让对方觉得自己被尊重。

(2) 确认对方：对方打来电话，一般会自己主动介绍。如果没有介绍或者你没有听清楚，就应该主动问：“请问您是哪位？我能为您做什么？您找哪位？”但是人们习惯的做法是，拿起电话听筒盘问一句：“喂！哪位？”这在对方听来陌生而疏远，缺少人情味。接到对方打来的电话，拿起听筒应首先自我介绍：“您好！我是某某某。”如果对方找的人在旁边，应说：“请稍等。”然后用手掩住话筒，轻声招呼你的同事接电话。如果对方找的人不在，应该告诉对方，并且问：“需要留言吗？我一定转告！”

(3) 讲究艺术：接听电话时，应注意使嘴和话筒保持 4cm 左右的距离；要把耳朵贴近话筒，仔细倾听对方的讲话。最后，应让对方自己结束电话，然后轻轻把话筒放好。不可“啪”的一下扔回原处，这极不礼貌。最好是在对方之后挂电话。

(4) 调整心态：当拿起电话听筒的时候，一定要面带笑容。笑容不只表现在脸上，它也会藏在声音里。亲切、温情的声音会使对方马上对我们产生良好的印象。如果绷着脸，声音也会变得冷冰冰。

(5) 用左手接听电话，右手准备纸笔，便于随时记录有用信息。

3. 使用移动电话的礼仪　在手机越来越普及的今天，我们在使用手机时，应遵循以下几点原则：

(1) 遵守公共秩序，不要在公共场合旁若无人地使用手机，大声地接打电话。在开会、聚会、图书馆等地应使手机处于静音或关机状态。

(2) 不要在医院或是机场用手机，以免影响机场或医院的电子设备。

(3) 打电话时请注意，有些地方是不允许使用手机的，如加油站、剧院、电影院。

(4) 当不使用手机时，请锁屏，以防意外拨打诸如“119”“110”“120”等特殊的电话号码。

(二) 电子邮件礼仪

电子邮件又称电子信函、E-mail，不仅快捷，而且在国际通信交流和大量信息交流中更具有明显优势，且安全保密、节约时间，而且不受篇幅限制，可以降低费用。在使用电子邮件时，应遵守以下礼仪规范：

1. 关于主题　主题要提纲挈领，添加邮件主题是电子邮件和信笺的主要不同之处，在主题栏里用短短的几个字概括出整个邮件的内容，便于收件人权衡邮件的轻重缓急，分别处理。

(1) 一定不要有空白标题，这是最失礼的。

(2) 标题要简短，不宜冗长。

(3) 最好写上“来自 ×× 公司的邮件”，以便对方一目了然又便于留存。时间可以不用注明，因为一般的邮箱会自动生成，写了反而累赘。

(4) 标题要能真实反映文章的内容和重要性，切忌使用含义不清的标题，如“李先生收”，也不要用胡乱无实际内容的主题。

(5) 一封信尽可能只针对一个主题，不在一封信内谈及多件事情，以便于日后整理。

(6) 可适当使用大写字母或特殊字符（如“*！”等）来突出标题，引起收件人注意，但应适度，特别是不要随便就用“紧急”之类的字眼。

(7) 回复对方邮件时，应当根据回复内容更改标题。

(8) 最重要的一点，主题不可出现错别字和不通顺之处，切莫只顾检查正文却在发出前忘记检查主题。主题是给别人的第一印象，一定要慎之又慎。

笔记

2. 关于称呼与问候

(1) 恰当地称呼收件者：邮件的开头要称呼收件人。关于格式，称呼是第一行顶格写。这既显得礼貌，也明确提醒某收件人，此邮件是面向他的，要求其给出必要的回应；在多个收件人的情况下可以称呼大家。

如果对方有职务，应按职务尊称对方，如“× 主任”；如果不清楚职务，则应按通常的“× 先生”“× 女士”称呼，但要把性别先搞清楚。

不熟悉的人、级别高于自己的人不宜直接称呼姓名，称呼姓名是不礼貌的。

(2) 电子邮件开头、结尾最好要有问候语：最简单的开头写“你好”或者“您好”，开头问候语是称呼换行空两格写。结尾常见的写“祝您顺利”就可以了，若是尊长应使用“此致敬礼”。注意，在非常正式的场合应完全使用信件标准格式，“祝”和“此致”为紧接上一行结尾或换行开头空两格，而“顺利”和“敬礼”为再换行顶格写。

俗话说得好，“礼多人不怪”，礼貌一些总是好的，即便邮件中有些地方不妥，对方也能平静地看待。

3. 正文

(1) 电子邮件正文要简明扼要，行文通顺：若对方不认识你，第一应当说明的就是自己的身份、姓名或你代表的企业名，以示对对方的尊重。点名身份应当简洁扼要，最好是和本邮件以及对方有关，主要功能是为了收件人能够顺利地理解邮件来意。联系方式等与正文无关的信息应在签名档中表明。

电子邮件正文应简明扼要地说清楚事情；如果具体内容确实很多，正文应只作摘要介绍，然后单独写个文件作为附件进行详细描述。正文行文应通顺，多用简单词汇和短句，准确清晰地表达，不要出现让人觉得晦涩难懂的语句。

(2) 注意电子邮件的论述语气：根据收件人与自己的熟悉程度、等级关系。邮件是对内还是对外，性质是不同的，选择恰当的语气进行论述，以免引起对方不适。尊重对方，“请”“谢谢”之类的语句要经常出现。电子邮件可轻易地转给他人，因此对别人提意见的评论必须谨慎而客观。

(3) 电子邮件正文多用 1、2、3、4……列表，以清晰明确；如果事情复杂，最好采用 1、2、3、4……列几个段落进行清晰明确的说明，保持每个段落简短而不冗长。

(4) 一次邮件交代完整信息：最好在一次邮件中把相关信息全部说清楚、说准确。不要过 2 分钟之后再发一封什么“补充”或者“更正”之类的邮件，这会让人很反感。

(5) 尽可能避免拼写错误和错别字，注意使用拼写检查：这是对别人的尊重，也是自己态度的体现。如果是英文电子邮件，最好把拼写检查功能打开；如果是中文电子邮件，注意拼音输入法的同音别字。在邮件发送之前，务必自己仔细地阅读一遍，检查行文是否通顺，拼写是否有错误。

(6) 合理提示重要信息：不要滥用大写字母、粗体斜体、颜色字体、加大字号等手段对一些信息进行提示。合理的提示是必要的，但过多的提示则会让人抓不住重点，影响阅读。

(7) 合理利用图片、表格等形式来辅助阐述：对于很多带有技术介绍或讨论性质的邮件，单纯以文字形式很难描述清楚。如果配合图表加以阐述，效果更好。

(8) 不要频繁使用“☺”之类的笑脸字符：在商务信函中“☺”之类的字符最好慎用，只用在某些你确实需要制造出一定轻松气氛的场合。

4. 附件

(1) 如果邮件带有附件，应在正文里面提示收件人查看附件。

(2) 附件文件应以有意义的名字命名，最好能够概括附件的内容，方便收件人下载后管理。

(3) 正文中应对附件内容做简要说明，特别是带有多个附件时。

(4) 附件数目不宜超过 4 个，数目较多时应打包压缩成一个文件。

(5) 如果附件是特殊格式文件，应在正文中说明打开方式，以免影响使用。

(6) 如果附件过大，应分割成几个小文件分别发送，只在必要的时候才使用英文邮件。

5. 结尾签名　每封邮件在结尾都应签名，这样对方可以清楚地知道发件人信息。签名时注意以下几点：

(1) 签名信息不宜过多：电子邮件消息末尾加上签名档是必要的。签名档可包括姓名、职务、公司、电话、传真、地址等信息，但信息不宜行数过多，一般不超过4行。你只需将一些必要信息放在上面，对方如果需要更详细的信息，自然会与你联系。

引用一个短语作为签名的一部分是可行的，比如自己的座右铭或公司的宣传口号。但是要分清收件人对象与场合，切记一定要得体。

(2) 不要只用一个签名档：对内、对私、对熟悉的客户等群体的邮件往来，签名档应该进行简化。过于正式的签名档会让对方显得疏远。你可以设置多个签名档，灵活调用。

(3) 签名档文字应选择与正文文字匹配：采用简体、繁体或英文，以免出现乱码。字号一般应选择比正文字体小一些。

6. 回复技巧

(1) 及时回复电子邮件：在收到他人的重要电子邮件后，即刻回复对方一下，往往是必不可少的，这是对他人的尊重，理想的回复时间是2小时内，特别是对一些紧急重要的邮件。对每一份邮件都立即处理是很占用时间的，对于一些非紧急的邮件可集中在一特定时间处理，但一般不要超过24小时。如果事情复杂，无法及时确切回复，那也应该及时地回复说"收到了，我们正在处理，一旦有结果就会及时回复。"不要让对方苦苦等待。记住：即使正在出差或休假，也应该设定自动回复功能，提示发件人，以免影响工作。

(2) 进行针对性回复：当回件答复问题的时候，最好把相关的问题抄到回件中，然后附上答案。不要用简单生硬词语，应该进行必要的阐述，让对方一次性理解，避免再反复交流，浪费资源。

(3) 回复不得少于10个字：当对方发出一大段邮件，而只回复"是的""对""谢谢""已知道"等字眼，这是非常不礼貌的。应不少于10个字回复，以示你的尊重。

三、拜访与接待礼仪

(一) 拜访礼仪

拜访是指亲自或派人到朋友家或与业务有关系的单位去拜见、访问某人的活动。人与人之间、社会组织之间、个人与单位之间都少不了这种拜访。拜访有事务性拜访、礼节性拜访和私人拜访三种，但不管哪种拜访，都应遵循一定的礼仪规范。

1. 事先预约　访友人，务必选好时机事先约定，这是进行拜访活动的首要原则。一般而言，当决定要去拜访某位友人，应写信或打电话取得联系，约定宾主双方都认为比较合适的会面地点和时间，并把访问的意图告诉对方。预约的语言、口气应该是友好、请求、商量式的，而不能是强求命令式的。在对外交往中，未曾约定的拜会属失礼之举，是不受欢迎的。因事急或事先并无约定，但又必须前往时，则应尽量避免在深夜打扰对方；如万不得已非得在休息时间约见对方不可时，则应见到主人立即致歉，说"对不起，打扰了"，并说明打扰的原因。

2. 如期而至　宾主双方约定了会面的具体时间，作为访问者应履约守时、如期而至。既不能随意变动时间，打乱主人的安排，也不能迟到或早到，准时到达才最为得体。如因故迟到，应向主人道歉。如因故失约，应事先诚恳而婉转地说明。在对外交往中，更应严格遵守时间，有的国家安排拜访时间常以分为计算单位，如拜访迟到10分钟，对方就会谢绝拜会。准时赴约是国际交往的基本要求。

3. 彬彬有礼，不做冒失之客　无论是办公室或是寓所拜访，一般要坚持"客听主安排"的原则。如是到主人寓所拜访，作为客人进入主人寓所之前，应轻轻叩门或按门铃，待有回音或有人开门相让，方可进入。若是主人亲自开门相迎，见面后应热情向其问好；若是主人夫妇同时起身相迎，则应先问候女主人好。若不认识出来开门的人，则应问："请问，这是××先生的家吗？"得到准确回答方可进门。当主人把来访者介绍给他的妻子或丈夫相识，或向来访者介绍家人时，都要热情地向对方点头致意或握手问好。见到主人的长辈应恭敬地请安，并问候家中其他成员。当主人请坐时，应道声"谢谢"，并按主人指点的座位入座。主人上茶时，要起身双手接迎，并热情道谢。对后来的客人应起身相迎；必要时，应主动告辞。如带小孩作客，要教其以礼貌待人，尊敬地称呼主人家所有的人。如主人家中养有狗和猫，不应表示害怕、讨厌，不应去踢它、赶它。

笔记

4. 衣冠整洁　为了对主人表示敬重之意，拜访做客要仪表端庄、衣着整洁。入室之前要在踏垫上擦净鞋底，不要把脏物带进主人家里。夏天进屋后再热也不应脱掉衬衫、长裤，冬天进屋再冷也应摘下帽子，有时还应脱下大衣和围巾，并切忌说“冷”，以免引起主人误会。在主人家中要讲究卫生，不要把主人的房间弄得烟雾腾腾，糖纸、果皮、果核应放在茶几上或果皮盒内。身患疾病，尤其是传染病者，不应走亲访友。不洁之客、带病之客都是不受欢迎的。

5. 举止文雅　古人云：“入其家者避其讳。”人们常说，主雅客来勤；反之，也可以说客雅方受主欢迎。在普通朋友家里，不要乱脱、乱扔衣服。与主人关系再好，也不要翻动主人的书信和工艺品。未经主人相让，不要擅入主人卧室、书屋，更不要在桌上乱翻、床上乱躺。做客的坐姿也要注意文雅。同主人谈话，态度要诚恳自然，不要随意评论主人家的陈设，也不要谈论主人的长短和扫兴的事。交谈时，如有长辈在座，应用心听长者谈话，不要随便插话或打断别人的谈话。

6. 惜时如金　准备商量事，拜访要达到什么目的，事先要有打算，以免拜访时跑“马拉松”，若无要事相商，停留时间不要过长、过晚，以不超过半小时左右为宜。在别人家中无谓地消磨时光是不礼貌的。拜访目的已达到，见主人显得疲乏，或意欲他为或还有其他客人，便应适时告辞。假如主人留客心诚，执意挽留用餐，则饭后停留一会儿再走，不要抹嘴便走。辞行要果断，不要“走了”说过几次，却口动身不移。辞行时要向其他客人道别，并感谢主人的热情款待。出门后应请主人就此留步。有意邀主人回访，可在同主人握别时提出邀请。从对方的单位或家里出来后，切勿在回程的电梯及走廊中窃窃私语，以免被人误解。

（二）接待礼仪

1. 礼貌迎客　如果客人是第一次来访，或者客人是长辈、师长，为表现对客人的尊重，应根据双方事先约好的时间去迎候客人。比如可以到火车、公共汽车、地铁等下车地点迎候，也可在居所大门相迎；如果住在高楼里，则应在楼下迎接。在迎候客人时，如果双方事先约好了见面地点，作为主人必须要早到几分钟。正点或迟到，对客人来说都是失礼的。迎候客人时，一般应为主人亲自前往。必要时还可以请配偶或朋友同去。通常不要请他人代劳，特别是小孩子更不合适，会使客人有被怠慢的感觉。对熟识的老朋友就不必拘泥于礼节了，相互之间都可以随便些，但即使不外出迎候，只要客人一敲门或按响门铃，就应立即起身开门迎接。

一般情况下，开门迎客时，最好能和配偶或朋友同往，以示对客人的礼貌、尊敬。开门后，主人要先向客人握手，并致问候，然后将客人介绍给配偶或朋友，尤其是初次来访的客人。双方互相握手寒暄行见面礼的时间通常 1 分钟就够了。然后主人在前，客人在后，请客人进屋、落座。如果客人脱下外套、帽子，或随身携带有包袋，主人应帮助代为存放。如果需要的话，还可请客人换上拖鞋之后再进入客厅，不过对此不必过分注重，以免使客人感到拘束。

有时会遇到个别客人不期而至，不管自己正在做什么，都应把事情停下来，起身去接待对方以示礼貌。不要因事先未曾有约而怠慢客人，将客人拒之门外，或面露悻悻之色，使客人难堪。正确的做法是应尽快了解客人的来访之意，以便妥善处理。有时还会遇到客人不请而入的，对此也应立即起身热情地与之握手问候，而不应冷眼相待。如果家人有事需要处理，比如需要更衣等，也可陪同客人在门厅小候，与对方聊一会儿，并致歉意。如果客人来时主人有重要的事情要办或不在，可向客人说明情况，表示歉意并请家人帮助接待一下。

2. 待客与送客礼仪　一般在接待客人时，都要主随客便，考虑周全，讲究礼仪，关怀备至，也就是要尽自己最大努力做好，以使客人有宾至如归的感觉，从而促使宾主双方的关系得到进一步的发展。

(1) 待客宜事先做好准备：在待客之前，宾主双方要约好会面的时间和地点。由主人决定，即何时待客，基本上是以主人方便为主，但也应征询客人的意见，待对方考虑之后，再共同把来访的时间确定下来。如果是客人首先表达了要来拜访的愿望时，一般不宜拒绝。当然如果提出的来访时间或地点不方便，可首先欢迎其来访，再提出一些自己认为方便的时间或地点供对方参考，并向其说明如此做的原因。比如有朋友想在上班时间去公司拜访，不妨这样说：“您要来看我，我非常高兴，这样吧，周末晚上到我家吃顿便饭怎么样？好久不见了，我们可以好好谈一谈。办公室人多嘴杂，说话不大方便，而且我们有规定，上班期间办私事，当事人要受罚。实在不好意思呀。”如果是以主人的身份邀请他人来访，表明被邀请者在主人心目中居于很重要的位置，愿意保持并促进双方的正常来往，所以客人遇此不宜拒绝。

在时间、地点确定之后，作为主人要适当地做些准备工作。比如要搞好环境卫生，使房间尽量清洁；备好待客的简单用品，像香烟、茶叶、糖果、饮料之类，不管客人们是否要用；如果预先约好留客人吃饭，也要将饭菜等准备好。

男女主人应仪容整洁、自然、大方。在此需要说明的是，作为主人，应当换上得体的服装。有些人以为在自己居所接待客人，不像出门做客那样正规，其实不然，要是随便把一身不得体的衣服套在身上，穿得过分随便，甚至穿着睡衣去会见客人，不仅是对客人的不尊重、不礼貌，还会破坏自己的形象。所以，女主人宜穿上与身份、地位、年龄相符的服装，既要显得端庄文雅，也不至于显得“与众不同”。同样，男主人着装也不宜过于随便。只有重视此问题，才能表现出作为主人的认真态度。如果事先未曾有约，客人来得突然，自己正穿着睡衣休息，即使来不及更衣，也不能以此形象展示给客人。遇上这种情况，可在睡衣外加披一件睡袍，先将客人迎进来，并就未来得及更衣一事向其道歉。随后请客人稍候，自己去内室更换服装，更衣时一定注意回避，不能一边寒暄，一边更衣。

最后要准备的是，如果家人或同事一起居住，要将客人来访之事告诉他们，并请求他们予以合作。

(2) 周到待客：客人进入客厅后，主人要让客人在适当的位置就座。所谓适当，也就是既要考虑坐着舒适，又要使客人感觉受到尊重。客人进客厅后，如果遇到有家人或朋友也在，应请他们出来与客人见面，并逐一进行认真的介绍。当然有其他客人在场，也应照此办理。

客人若有礼品相赠，只要没有贿赂之嫌，稍微谦让后可收下，并当客人的面打开礼品包装，且表示对礼品的欣赏。

请人到居所做客，交谈是待客的重点。所以在谈话内容方面应有考虑，不能毫无顾忌。如晚辈要懂礼貌，和老人谈话时态度要诚实、谦逊，多谈些老人关心的问题。对熟识的朋友，交谈的内容虽可以随便些，但也不宜当客人的面公开家庭内部的矛盾，更不能发生口角或因小孩子做了错事而大发雷霆。批评教育孩子最好不要在客人面前，当然这不是说因为有了客人就对小孩子放任自由。此外，随便评价他人或说不在场的朋友的坏话等，都是有损于自己形象的。

在接待客人时，最好不要去做与待客毫不相干的事。比如一边与客人交谈，一边看电视等。这种漫不经心的做法只会让客人感到主人无礼。如果同一天来访的客人较多，要注意接待时热情、关心，要一视同仁，不要有亲疏、远近之别。要时刻考虑到客人的感受。

如果交流的时间过长，也不要显出厌倦或不耐烦的样子，不要长时间冷场，不要频繁地看表，不要打哈欠，以免对方误以为逐客。待客过程中，主人要请客人用糖果、饮料等。到吃饭时间应挽留客人吃便饭。如果客人留下了，家里的菜肴可视情况而定，应比平时丰盛些。但如果事先未做准备，则不必故作客气，否则，一旦客人决定留下，反倒让自己不知所措。

客人如果需要在家里寄宿，而家里的房子又较宽绰的话，最好让客人单住。房间宜收拾干净，准备好必需的用品。床上用品应尽可能舒适、干净、整齐。记住，对客人要热情、周到，但要恰到好处，“过分热心”，会使客人处于忙乱之中。

客人告辞时，主人应婉言相留。如客人执意要走，也要等客人起身告辞时，主人再站起来相送，不能客人刚说走，主人就先站起来相送，这是不太礼貌的。

(3) 送客：如果是非常熟识的好友，要把客人送到门外、楼下，亲切道别，并邀请客人有时间再来。一般道别时，要待客人伸出手来握别时，方可以手相握，切不可在送客时抢先“出手”，免得有厌客之嫌。如果给远道的朋友送行时，要送到火车站、飞机场或轮船码头，并要为客人准备好一些旅行中吃的食品，如水果、糕点或其他方便食品。送人要等火车、飞机或轮船开动后再离开。如果有事不能等候很长时间，应向客人解释原因，以表示歉意。

总之，无论是招待客人还是送别好友，都要使对方感到主人热情、诚恳、有礼貌、有修养，使客人感到温暖、融洽，给客人留下良好印象。

笔记

知识链接

自助餐礼仪

人类社会的文明与进步也在自助餐中充分体现，自助餐的进餐形式完全不同于中西餐，而对个人的礼仪修养要求则更高。

1. 礼让优先　按先来后到，礼让尊者，自觉排队，按顺序选择自己所需食物。

2. 取食适宜　面对丰盛的食物，可根据自己的喜好夹取食物，但对不太熟悉的食物，应先取少量，符合胃口，下次再取。

3. 珍惜粮食　注意节约，按量索取食物，不要一次拿取过多，不要随意剩下，以免浪费。

4. 文明进餐　保持安静，不可大声喧哗，不把盛装食物的碗盘弄翻或乱泼汤水，不可将自己餐桌前弄得狼藉不堪，不随地吐痰或抹鼻涕等。

除以上介绍的见面、介绍、送客礼仪外，在日常交往中，还要注意以下几个原则。①守时守约：即遵守时间，说话算数，办事认真。在社交上，这是极重要的礼貌。尤其在现代生活中，人们的社交活动日趋频繁，这更需要有极强的恪守时间的观念。参加各种活动，应按约定时间到达。过早抵达，会使主人因未准备好而难堪；迟迟不到，则让主人和其他客人等候过久而失礼。因故迟到，要向主人和其他客人表示歉意。万一因故不能赴约，要有礼貌地尽早通知主人，并以适当的方式表示歉意。要记住，失约是很失礼的行为。②尊重老人和女士：尊重老人，一方面老人历尽沧桑，有着丰富的人生和世事经验，值得年轻人学习；另一方面老年人生活节奏较慢，不可能像年轻人那样充满弹性和活力。因此年轻人要尊重老人，照顾老人。尊重女士，一方面这是一种风度和风范的显示，另一方面是对女士担当社会工作表示的钦佩、赞赏。在很多国家的社交场合，经常会看到这样的情景：上下楼梯、进出楼道、乘汽车都让老人、女士先行，主动予以照顾。对同行的老人、女士，男士帮忙提拿重物。进出大门主动帮老人、女士开门、关门，帮助他们穿脱大衣外套。同桌用餐，两旁若是老人、女士，男士应主动照顾、帮助他们入离座位等。中国是传统的礼仪之邦，同样应发扬这些美德，主动帮助、照顾老人和女士，这是一种文明的道德风尚。③参加社交活动举止得体：要落落大方、端庄稳重，表情自然诚恳，语调平缓，举手投足自然等。同时要注意克服不良习惯，比如眨眼睛、抠耳朵、揉鼻子、跷二郎腿、踮脚等。

四、馈赠礼仪

（一）赠送礼仪

中国人一向重交情，赠送礼品是表达友情的一种方式。送礼品要选择好时间，最好是在重大节日或具有纪念意义的日子，如春节、中秋节、端午节、生日、婚礼日等。另外，若接到朋友喜庆请帖时也应送礼品。因此应该了解下列相关常识：

1. 突出纪念性　礼品不可太贵重，应强调“礼轻情意重”，注重纪念意义。可选择有纪念意义的、有特色的东西作为礼品，如能馈赠特制纪念品则更佳。另外，还要考虑到客人的兴趣，如对方是文化人，可以送张国画；对方较高雅，可以送音乐盒等。总之，应使情谊价值大于其物质价值，切不可将送礼变成行贿。

喜礼一般在婚前送到。对于深交的朋友，即使对方请帖未到，也可先行送礼。开张答谢礼必须在揭幕或剪彩之前数小时送到，以送花篮最为普遍。朋友帮过你的忙，为了表示谢意，送对方一些酬劳礼也是应该的。凡这类送礼，所送的礼物，第一要投对方所好，第二要适合对方使用，要因人而定。赴宴礼品可在宴会开始前送到主人家，以表恭敬。如赴私人家邸访问，应注意为女主人带些小艺术品、土特产等。如果有小孩，可带些糖果、玩具。吊丧赠礼通常以花圈、挽联为多。

2. 回复　收到寄来的礼品，应及时回复并表示感谢。

笔记

3. 人多的场合赠送礼品原则　首先要考虑礼品的数量、礼品发放的范围、礼品的种类。在人多的场合发放礼品，往往可能会漏掉一些人，因此要格外小心礼品的数量，宁可多备一些，不可少发，否则会导致一些尴尬。也可双方协商好，只赠主宾，其他客人的礼品另择机赠送。另外，人多场合赠送的礼品不宜过于贵重或具有针对个人的倾向。

4. 送花小常识　世界各地都有送花的习俗，但要注意：西方人送花一般用玫瑰代表爱情，用菊花代表哀思；很多地方的人都认为黄色的花不太好，所以送黄色花要慎重；日本人一般送花不送荷花，因为荷花经常被画在棺材上；每个国家基本都有自己的国花，送国花一般都会受欢迎。

5. 不适宜赠送的物品

(1) 药品：药品与疾病、不健康或死亡相联系，但保健品在很多国家受到欢迎。

(2) 动植物活体、生鲜食品、种子：不宜送外国来访客人，许多国家有很严格的动植物检疫法，不允许此类东西进入国门。

6. 赠送礼品的包装　包装礼品前一定要把礼品的价格标签取掉，如果很难取，则应把价目签用深色颜料涂掉；易碎的礼品一定要装在硬质材料的盒子里，然后填充防震材料，如海绵、棉花等，外面再用礼品纸包装；要注意从色彩、图案等方面选择适合的礼品纸。不选用纯白、纯黑色包装纸，最好用彩色纸包装。要注意有些国家和民族的人对色彩与图案有不同的理解。如果礼品托人转交，或者为了保证受礼人知晓礼品的来源，可以在礼品包装好后，把送礼人的名片放在一个小信封中，粘贴在礼品纸上。

（二）赠礼的方式

1. 公务赠受礼品　如果是会谈、会见等活动，一般由最高职位的人代表本方向对方人员赠送礼品；赠送应从地位最尊的人开始；同一级别的人员中应先赠女士后赠男士，先赠年长者后赠年少者。赠送礼品应双手奉送，或者用右手呈交，避免用左手。有些国家的人在接受礼品时有推辞的习惯，但这只是一种礼节，并不代表拒绝。如果赠送的礼品确实没有贿赂之意，则应大胆坚持片刻。如果对方坚持拒收，则可能确实有不能接受的理由，不能一再强求，也不应表现出不高兴的情绪。

2. 私人赠受礼品　私人赠受礼品看起来很简单，但其中也有一些需要注意的方面。①要双手接捧对方递过来的礼物，同时要面带微笑。②对收到的礼物一定要表示喜欢和谢意，切忌第一句话就问“这东西很贵吧”或当场表示不喜欢。③对收到的礼物要妥善保存，朋友送的礼物，双手接过后，切忌随手把礼物丢在一边，这是表示对礼物的不喜欢或是对送礼人的不屑。同样，接到下属送的礼物，随手把礼物丢在旁边，会有故意摆架子的嫌疑。或许你原本无心而为，但会使送礼物的人产生一种不受尊重的感觉，容易引起误会。④不能将礼物很快转送给别人，如果收的礼物确实是自己用不到的，转送给别人时，应尽量送给与送礼人不相识、距离远的人。⑤一般不当面拒绝礼品。如果认为对方的礼品考虑欠妥，应在事后及时予以说明，取得对方的谅解后再行退还。一般而言，东方人接受礼品时，在表示感谢后，往往会把礼品收起来；而西方人往往习惯于当场打开礼品，表示赞美，有时还会表示礼品正是自己期待已久的物品等。西方的习惯一般在收到礼品 1 周之后，会写一封信表示感谢。

（三）回礼的时机与方式

一般而言，来客应该赠送礼品，主人则应回礼。回礼的方式可以有很多种，既可以回赠一定物品，也可以用款待对方的方式来回礼。如果是回赠礼品，应注意以下几点：不超值。回礼的价值一般不应超过对方赠送的礼品，否则会给人攀比之感。收到私人赠送的礼品，回礼时应该有一个恰当的理由和合适的时机，不能为了回礼而不选时间、地点地单纯回送等值的物品。分别时是最好的回礼时机之一。

（秦东华　董　谦）

思考题

1. 拨打和接听电话的礼仪要求有哪些？
2. 试述馈赠礼品礼仪的要求。

笔记

思路解析

扫一扫，测一测

笔记

第三章 护士实用礼仪

03章 PPT

学习目标

1. 掌握护士实用礼仪应遵循的基本原则。
2. 熟悉护士实用礼仪的相关内容。
3. 了解护士仪容修饰的基本要求和方法。
4. 具有正确展示护理礼仪的能力，在护理工作中彰显白衣天使的风采。
5. 能够运用护理礼仪规范，在护理工作中做到行之有礼，举之有规。

“护理是科学，护理是艺术”一直是护理理论家诠释护理定义之主轴，也是所有护理工作者崇尚的目标。医学模式的转变和护理学科自身的发展，要求护士不仅需要精湛的护理技术和良好的思想道德，还需要有和谐的人际关系以及规范的行为举止。护士美好的仪容、端庄的仪态和正确的着装在护理实践中可以提升护士的职业形象，使护理对象产生愉悦的心情，获得良好的生理、心理效应，继而达到治疗和康复的最佳效果。

第一节 护士仪容礼仪

情景导入

通过学习护理礼仪，护生们正在加深对“质胜文则野，文胜质则史，文质彬彬，然后君子。”的理解。质朴胜过了文饰就会粗野，文饰胜过了质朴就会虚浮，质朴和文饰比例恰当，即外表与内在相结合，然后才可以成为有修养的人。

请思考：

1. 为什么要注重对个人仪容进行修饰？
2. 怎样才能使自己显得有风度、庄重、文雅并有朝气？

一、仪容的含义

仪容（appearance）通常是指人的外观、外貌。在人际交往中，仪容会引起交往对象的特别关注，并将影响到交往对象对个体的整体评价。仪容美有三层含义：首先是仪容自然美，它是指仪容的先天条件好，天生丽质。虽然以貌取人不合情理，但先天美好的仪容相貌，无疑会令人赏心悦目、感觉愉快。其次是仪容修饰美，是指依照礼仪规范与个人条件，对仪容进行必要的修饰，扬长避短，

笔记

塑造出美好的个体形象。最后是仪容内在美，是指通过努力学习，不断提高个体的文化艺术素养和思想道德水准，培养出高雅的气质与美好的心灵，使个体秀外慧中，表里如一。真正意义上的仪容美，是上述三个方面的高度统一。忽略其中任何一个方面，都会使仪容美失之偏颇。在这三者之间，仪容的内在美是最高境界，仪容的自然美是人们的普遍心愿，而仪容的修饰美则是仪容礼仪关注的重点。

护士仪容修饰的基本原则是美观、整洁、卫生、得体，内容包含发部修饰、面容修饰、肢体修饰及妆容礼仪。

二、护士发部修饰

“完美形象，从头开始”。护士发部修饰基本要求是：清洁养护，长短适中，发型得体和美化自然。

（一）清洁养护

1. 清洗　勤于洗发有助于清除异味和去除污垢。头部的分泌物与汗液、灰尘混杂在一起会产生不雅的气味，影响到个体的形象，因此必须经常清洗头发，根据环境、季节、头发的性质决定洗发的周期，油性头发要多于干性头发的清洗次数。清洗头发时先将头发梳顺，一般选用40℃左右的温水，注意水质，含碱或含酸过多的矿泉水，不适合用于洗发。选择合适的洗发、护发产品，使用洗发、护发产品后，一定要将其冲洗干净。洗头之后，可让头发自然晾干，也可用电吹风将其吹干，但温度不宜过高，以免损伤头皮。

2. 梳理　要使头发整洁秀美、清爽悦目，必须每天数次认真梳理头发。梳理头发时需注意：第一，选择不会伤及头发和头皮的专用头梳，不宜直接用手指抓挠。第二，梳发时用力适度，梳子与头发形成一定的角度，可使头发的形状起伏变化，梳子应向某一个方向同向运动。第三，梳理头发作为私人事务，他人所了解的只是其结果，而不是其过程。因此，梳理头发时要注意相关的礼仪，避免在公共场所操作，不宜将掉落的头发随手乱扔。

3. 养护　要维护和增进头发的健康，需要保持良好的心情，避免过度紧张。要有意识地使头发避免接触强酸和强碱物质，防止对其长时间的暴晒。欲使头发乌黑富有光泽，适宜多吃富含蛋白质和维生素、微量元素的食物，尤其要多吃黑芝麻和核桃一类的坚果。若食用过量的辛辣刺激之物，将有损于头发，烟、酒对头发的危害尤为严重。如欲减少头屑，应少食油腻的食物，多食含碘丰富的食品。用手指按摩头发也有助于增进头发健康，方法是用双手的示指、中指、无名指、小指的指端先有节奏地轻轻叩击头顶部，并从前额向后梳理；用上述双手四指指背，从耳前两鬓向头顶正中做梳理动作；再用指腹和手掌心轻摩头顶部。

（二）长短适中

从审美角度和工作特点出发，头发的长短受到性别、身高、年龄和职业的影响。男女有别，在头发的长度上应有所体现，女士既可以留短发，也可以留长发，男士则以短发为宜。在一定程度上头发的长度与个人身高呈正比，以女士留长发为例，一个个子不高的女士若长发过腰，会使自己显得更矮。其次与年龄有关，一头飘逸披肩的秀发在少女头上相得益彰，有如青春的护照，而中老年长发披肩，则适得其反。女护士在工作时不宜长发披肩，长发者必须将头发梳辫挽髻。男护士不宜留鬓角，要求前发不触及眉头，侧发不触及耳朵，后发不触及衬衫领口。剃光头，男士、女士都不合适。

（三）发型得体

发型，即头发的整体造型，反映个体的修养和艺术品位，是个人形象的核心组成部分之一。发型的选择要综合考虑脸型、体型、发质、服饰和职业。

0301

图片：根据脸型选择发型

1. 脸型　椭圆形脸者发型选择自由度较大，长发、短发均适合。圆形脸者因双颊饱满，额头与下巴偏短，不宜留刘海，宜选择顶发丰隆、垂直向下的发型，利用头发遮住两颊，使脸型宽度减少。方形脸者面部短阔，两腮突出，轮廓较为平直，尽量增多顶发，以发型来增长脸型，可采用不对称的发分线，额头不宜暴露，宜采用翻翘的前刘海。长形脸者在设计发型时，保留刘海，在两侧增多发容量，顶发不可高隆，垂发不宜笔直。

2. 身材　身材瘦高者，宜选择直发、长发或波浪式卷发，不宜盘高发髻或将头发剪得过短。身材矮胖者，宜做短发型，最好露出双耳，不宜留长发，也不宜将头发做得蓬松丰厚。

笔记

3. 发质　直而黑的硬发宜梳直发，显得简洁、自然。柔软的头发，宜剪成俏丽的短发或做成波浪形。稀疏的头发缺乏弹性，梳理成蓬松型较难造型，适于留长发或梳成发髻，做成轻柔、娇媚的发型。

4. 服饰　在正规庄重的场合穿礼服时，可将头发挽成低发髻，显得端庄、高雅。着运动装时，可将头发束起，以显得潇洒和有活力。

5. 职业　发型能反映出一个人的文化修养、社会地位和精神状况。青年学生的发型以简洁、流畅为佳。护士的发型要求整洁、美观和大方，在美化头发时不宜雕琢痕迹过重。

三、护士面容修饰

面容修饰在仪容修饰之中举足轻重。护士面容修饰的基本要求是：形象端庄，整洁简约，注重保养。

（一）修饰眼部

眼部是人际交往被他人关注最多的地方。眼睛要注意保洁，及时清除眼部的分泌物，注意眼部疾病的预防和治疗。如需佩戴眼镜，应选择美观、舒适、方便、安全的眼镜，随时对其进行擦拭或清洗。墨镜仅适合于室外活动时佩戴，防止紫外线对眼睛的损伤。护士在工作时，按惯例不应佩戴墨镜，以免有“拒人千里之外”之感。

（二）修饰鼻部

鼻子对面部结构有很大的视觉影响。平时，应注意保持鼻部清洁，定期清理鼻部的黑头，避免当众吸鼻子、擤鼻涕、挖鼻孔等，特殊情况下清理鼻涕应以手帕或纸巾辅助，避免发出过大声响。护士上岗前和参加社交应酬之前，勿忘检查一下鼻毛是否长出鼻孔之外，及时对其进行修剪。

（三）修饰耳部

耳朵虽然位于面部两侧，但仍然在他人视线注意范围之内。在沐浴、头部和面部清洁时要注意耳部的清洁。如果耳孔周围长出浓密的耳毛，应及时修剪。必要之时，需对耳孔内的不洁分泌物进行清除。护士切忌在工作时挖耳朵，以免造成不雅之感。

（四）口腔卫生

保持口腔清洁，避免口腔异味是礼仪修养的基本要求，需做到认真刷牙和定期洁牙。上班之前和在重要应酬之前避免进食一些气味过于刺鼻的饮食，如烟、酒、葱、蒜、韭菜、腐乳等。由于胃肠等疾病引起口腔异味者，一方面应积极治疗，另一方面自觉注意不要近距离正面与他人说话。保持嘴唇的清洁和湿润，男护士若无特殊信仰和民族习惯，应及时修剃胡须，不要蓄须。

四、护士肢体修饰

肢体是礼仪活动中的重要组成部分，肢体修饰包含手臂与腿部的修饰。

（一）修饰手臂

手臂是人际交往中使用最勤、动作最多的身体部分，被视为社交中个人的“第二张名片”。在日常生活中，手是接触人和物体最多的部位，从清洁、卫生和健康的角度考虑，护士的手应当勤于清洁和保护，必要时消毒。指甲应定期修剪，长度不超过手指指尖，不蓄留长指甲，不涂指甲油，公众场合不可修剪指甲。根据社交礼仪规定，护士在正规的学术、社交活动中，肩部不应裸露在衣服之外。而在非正式场合下，若打算穿着暴露腋下的服装，务必先行脱去或剃去腋毛。

（二）修饰腿部

腿部在近距离之内常为他人所注视，在仪容修饰时不可偏废。在工作等正式场合，男士着装不可以暴露腿部，即不允许穿短裤，女士可以穿长裤和裙子，裙长应在膝部以下。女士在正式场合穿裙子时，需穿连裤袜或长筒袜，袜筒边缘不可暴露在裙子之外。要注意保持脚部卫生，鞋子、袜子要勤洗勤换，不穿破损或有异味的袜子，一般需随身携带备用的袜子，以备不时之需。不可在他人面前脱下鞋子、整理袜子和修剪趾甲。在正式场合不允许光脚穿鞋。此外，使脚部过于暴露的鞋子，如拖鞋、凉鞋、镂空鞋、露跟鞋等，不得登上大雅之堂。

五、护士妆容礼仪

护士自然、亲切、安详、和悦的面容，给人以健康、富有生机的美感，对护理对象来说具有美的感召

笔记

力和表现力。由于护士职业的特殊性，长期的夜班，生活不规律，紧张劳累，且随着年龄的增长，会使面容渐渐变得暗淡、憔悴或生斑。因此，可通过化妆来弥补先天容貌不足或身体因素造成的面部灰暗，以增强容貌的表现力，体现出自然柔和、得体大方的职业风貌。

（一）化妆原则

护士化妆上岗的目的是使容貌与个人的气质相一致，展示护士爱岗敬业的精神风貌，促进护理对象良好心境的建立。因此护士的淡妆不是简单意义上的涂脂抹粉，更不可浓妆艳抹，它必须受到“度”的制约，要突出护士的端庄、稳重、沉静、大方。护士化妆的原则：第一，美化：化妆时要注意适度矫正，修饰得法，避短藏拙。第二，自然：化妆的最高境界是“妆成有却无”，即没有任何人工美化的痕迹，妆面真实、生动。第三，协调：要求化妆的整体效果和谐悦目，使妆面和服饰、身份及场合协调一致。

（二）化妆程序

1. 洁面护肤　①选用合适的洗面乳、清洁霜洗面。它既能除去面部油污使面部洁净，又能保护皮肤避免干燥。②用爽肤水轻按面部和颈部。③涂抹有色润肤液，使未经化妆的面部洁净、清爽而滋润，这种有色润肤液能增强化妆品的效能，使妆容持久、均匀、细柔，色泽不易改变。特别是夏季使用润肤液可使皮肤呈现天然的日晒色，有利于保护皮肤。④涂防晒霜，阻挡阳光中的紫外线，防止皮肤过早衰老。

知识链接

UVA 和 UVB 紫外线

长波长的 UVA 直接照射皮肤后，反应快速而直接，导致皮肤发炎、肌肤老化、产生皱纹、降低皮肤弹性，甚至诱发皮肤癌。UVA 的强度大约是 UVB 的 15 倍。中波长的 UVB 照射到皮肤后，会导致皮肤晒黑、免疫力下降、失去光泽。

0302
图片：上粉底的方法

2. 涂敷粉底　①选用比自己肤色略深的粉底液和粉饼。将少量粉底液涂在脸上，用海绵将粉底由内到外、由上到下仔细地抹匀，包括颈部。②用干粉扑蘸取适量的蜜粉揉匀，用化妆刷刷去多余的粉末，千万不可遗忘眼角、鼻翼、嘴角这些油脂茂盛的区域。

3. 描眉画眼

(1) 修眉：东方人的眉形以长为美。眉头和内眼角在同一垂直线上，眉梢在鼻翼至外眼角连线的延长线上，眉峰在眉头至眉梢的外 1/3 处，用眉钳拔除多余的眉毛后用眉笔描眉。一般男士的眉毛不需要描画。女士可以描眉，但最好不要纹眉，因为眉形的造型或粗细常受流行趋势的影响，纹眉后就无法调整。此外，纹眉的颜色过深，显得不自然。

0303
图片：眉毛的修饰方法

(2) 画眼线：眼线需紧贴眼睫毛根部，画上眼线时，从内眼角朝向外眼角方向画，画下眼线时，则从外眼角朝向内眼角方向画，并在距内眼角 1/3 处收笔，眼线在外眼角处不可交合。

(3) 涂眼影：意在强化面部立体感。护士职业妆宜选用咖啡色眼影，注意颜色从上至下由浅而深，显示出眼部层次感。

(4) 刷睫毛膏：用睫毛刷先刷上睫毛，再刷下睫毛。护士上岗着妆可不刷睫毛膏。

4. 扑打腮红

(1) 选色：选择与肤色相近的色调，如白皙肤色配以温暖的古铜色或淡粉红色的胭脂，圆形脸可用棕色，以达消瘦的效果，而瘦长脸型则可用桃红、粉红色胭脂使面部红润丰满。

(2) 画法：鹅蛋形脸在画腮红时应将腮红由颧骨上方，顺着颧骨的曲线，向脸中央刷。圆形脸可用直线条来增加脸部的修长感，将腮红以斜线的画法，由颧骨往脸中央刷，创造出脸部的角度。方形脸将腮红以画圆的方式，由颧骨往鼻子的方向刷。

5. 修饰唇形

(1) 勾画唇形：用唇线笔勾画出理想的唇形轮廓。

(2) 涂口红：口红颜色应与服装的颜色搭配协调，与胭脂、眼影属于同一色系，体现出妆面的和谐之美。护士职业妆的口红以浅红色、透明色为佳。涂完口红后，用纸巾吸去多余的口红，并细心检查

笔记

牙齿上有无口红的痕迹。

6. 修正补妆　检查化妆的结果，并进行必要的调整、补充、修饰和矫正。

(三) 化妆礼规

1. 不可当众进行化妆　化妆应在无人之处或专用的化妆间进行，不可在办公室、护士站或其他社交场合进行。在众目睽睽之下化妆，尤其是在异性面前化妆，既有碍于他人，也会使自己的形象失色。

2. 不可使妆面出现残缺　注意在化妆后及时自查，防止妆容出现残缺。在饮水、出汗或用餐之后，要及时避人补妆，努力维护妆面的完整性。

3. 不可借用他人化妆品　借用他人化妆品，既不卫生，也不礼貌，故应避免。

4. 不可评论他人妆容　化妆纯系个人之事，受民族、肤色和个人审美的影响，化妆有着不同的习惯和风格。因此，不宜对他人的化妆结果进行评论和非议，也不可冒失地打探他人化妆品的品牌。

5. 不可使化妆妨碍于人　不可将妆面画得过浓、过重。护士职业妆，适合于淡妆，主要特征是简约、清丽、素雅，并具有鲜明的立体感，给人留下稳重、端庄的印象，不可脂粉气十足，脱离自己的角色定位。

6. 临睡前需彻底卸妆　彩妆对皮肤有着一定程度的损害，不要让化妆品留在脸上过夜，临睡前用洁面乳和清水洗净面部，再涂适量的护肤品以保护面部。

图片：勾画唇形的方法

第二节　护士仪态礼仪

仪态(manner)是指人在日常生活中，处于静止或活动状态时，身体各部位的相互协调关系。它是个体精神面貌的外观体现，具有向外界传递个人思想、情感和态度的功能。护士的仪态美在日常工作的千姿百态、变化无穷的动作中显现出来，并对病人产生影响。护理工作中最为主要的仪态表现在站、坐、行及护士日常动作。

一、手势

手是人身体上最为灵活自如的一个部位。因此，手势是体语之中最丰富、最有表现力的。古罗马政治家西塞罗说："一切心理活动都伴有指手画脚等动作。手势恰如人体的一种语言，这种语言甚至连野蛮人都能理解。"法国大画家德拉克洛瓦则指出："手应当像脸一样富有表情。"他们的话从不同侧面指出了手势的重要性。

(一) 基本手势

1. 垂放　多用于站立之时。方法是：①双手自然下垂，掌心向内，叠放或相握于腹前。②双手伸直下垂，掌心向内，分别贴放于大腿两侧。

2. 背手　多用于站立、行走时，既可显示权威，又可镇定自己。方法是，双臂伸到身后，双手相握，同时昂首挺胸。

3. 持物　既可用单手，又可用双手。需注意的是，持物时应动作自然，五指并拢，用力均匀，轻拿轻放。避免在拿物品时翘起无名指与小指。

4. 递物　应双手递物，如果不方便用双手时，应采用右手递送。在递送物品时，应为对方留出接取物品的地方。如果传递的是带有文字的物品，必须把物品的正面朝向对方，以便对方接过后阅读。递送带尖、带刃，容易伤人的物品，不要把尖、刃直指对方，应使尖、刃朝向自己，或是朝向其他方向。递送食品时，注意不要把手搭在杯、碟、盘的边缘处。

课堂活动

学习了递接物品的动作要领后，您将如何正确递送下列物品：
①文件、名片；②伞、包；③笔、刀、剪；④水杯、饮料。

笔记

5. 鼓掌　用以表示欢迎、祝贺、支持的一种手势，多用于会议、演出、比赛或迎候嘉宾时。方法是，以右手掌心向下，有节奏地拍击掌心向上的左掌，高度与胸平齐。必要时，应起身站立，但不允许“鼓倒掌”，以表示反对、拒绝、讽刺、驱赶之意。

6. 指示　用以引导来宾、指示方向的手势。方法是，以肘关节为轴，上臂与前臂弯曲成 140° 左右，手掌与地面基本上成 45°。指示方向时，上身稍向前倾，面带微笑，眼睛看着目标方向，并兼顾客人是否意会到目标。

7. 致意

(1) 举手致意：适用于工作繁忙而无法向对方问候时，可向其举手致意。方法是，身体直立，面向对方，面带微笑，手臂自下而上从侧上方伸出，掌心向外，五指并拢，指尖向上。

(2) 挥手道别：身体站直，用右手或双手，手臂向前平伸，与肩同高，掌心朝向客人，指尖向上，目视对方，挥动双手直至对方在视线范围内消失。

8. 握手　是一种最普遍的、表示友好的礼节。基本要求：伸出右手，虎口朝上，四指并拢，掌心向内，与腰齐平，微微欠身，注视对方，面带微笑。握手时，应让女士、长辈、身份高的人先伸手，与异性握手，男方应在女方伸出手后及时回握，但不可用力，一般象征性地轻轻一握即可。

知识链接

握手礼的起源

握手礼起源于远古时代，那时的人们主要以打猎为生，手中持有棍棒或石块作为防卫。陌生人相见，若没有恶意，双方都放下手中的石块，摊开双手，互摸对方的手掌心，以示手中没有武器，表示友好，久而久之就演变为握手礼节。

握手的禁忌：忌交叉握手；忌漫不经心握手；忌左手相握；忌握手时间太长；忌“双手”式握手；忌“死鱼”式握手；忌强行与对方握手；忌戴手套握手；忌在手不干净时握手；忌握手后立即用纸巾或手帕擦手。

（二）禁忌的手势

1. 失敬于人的手势　用示指指人。示指只能指物，不可指人，因为示指具有攻击性。

2. 不稳重的手势　双手乱动、乱摸、乱扶、乱放，或是折衣角、咬指甲、抬胳膊、抱大腿、挠脑袋等。在他人面前，尤其是正式场合，面对尊者和长者时，更是应当禁止。

3. 不卫生的手势　在他人面前搔头皮、掏耳朵、揉眼睛的分泌物、抠鼻孔、剔牙齿、抓痒、摸脚等手势，均极不卫生，也非常不礼貌，属于不当之举。

二、站姿

图片：站姿

站姿是体态美的基础，是保持良好风度的关键。护士的站姿应显示出稳重、朝气和自信。

（一）基本站姿

头正颈直，目光平和，面带微笑，下颌微收，表情自然，挺胸收腹，两肩水平，外展放松，立腰提臀，身正腿直。由于性别方面的差异，男、女的基本站姿又各有一些不尽相同的要求。对女子的要求是优美，对男子的要求是稳健。

1. 女子的站姿

(1) “V”字站姿：脚尖分开成 15°~30° 角，脚跟靠拢，呈“V”字形，两膝并拢。双手相握，放于腹前或自然垂直于大腿两侧。

(2) “T”字站姿：一脚在前，将脚跟靠于另一脚内侧，两脚尖向外略展开，呈“T”字。双手在腹前相握或贴于大腿两侧，身体重心在两脚掌中间。

2. 男子的站姿　双脚稍稍分开，距离与肩同宽或略窄于肩膀的距离，两臂自然下垂，双手贴于大腿两侧。

（二）站姿禁忌

1. 全身不够端正　站立时头东倒西歪、肩斜、臂曲、胸凹、腹凸、背弓、臀撅和膝屈。

2. 双腿叉开过大　站立过久，可采用稍息的姿势，双腿可以适当叉开一些，但不可以超过肩的宽度。女子双腿交叉亦不美观。

3. 表现自由散漫　双腿抖动、倚墙、勾肩搭背、双手叉腰等，给人以自由散漫、无精打采的感觉。

三、坐姿

坐姿是一种静态的姿势。在社交活动中，坐姿往往是人们所采用得最多的姿势。护士的坐姿应体现出端庄、诚恳和谦逊。

图片：坐姿

（一）规范入座

入座，即走向座位直到坐下来等一系列的过程。入座时需注意以下几点：

1. 注意顺序　与他人一起入座时要讲究先后顺序，首先请位尊者入座，平辈与亲友、同事之间可同时入座。抢先入座是失态的表现。

2. 入座得法　在正式场合，入座时要"左进左出"，即从座位的左侧入座和从座位的左侧离座。就座时，动作要轻而缓，走到座位前面，背对座位，右脚后移半步，掌握好重心，轻轻坐下。女子坐椅子的1/2或2/3处，男子可坐椅子的2/3或满坐。女子穿裙装时，单手或双手把裙装捋平后再坐下，男子坐下时，双手自然下垂即可。

3. 离座谨慎　离开座位前应该用语言或动作向相关在座人员示意，随后起身离座，以免突然起身惊扰他人。离座亦应注意礼仪序列。离开时，从座位左侧退出。

（二）基本坐姿

上身直立，头部端正，面带微笑，目视前方或面对交谈对象。女子双膝并拢，两足自然踏地，略内收，双手交叉放于两腿间或腹前。男子双膝略分开，但不可宽于其肩部，双脚自然下垂于地面，双手掌心向下，分别放于两膝上。

（三）坐姿禁忌

女子不宜将双腿分开；不宜过分伸展双腿，不宜将一条腿架在另一条腿上成为"二郎腿"；不宜腿部抖动摇晃；不宜用手抚摸小腿或脚部；不宜将双手抱在腿上或将手夹在两腿间。

四、行姿

行姿是人在行走的过程中所形成的姿势。它体现的是人类的动感之美和精神风貌。

（一）基本行姿

1. 昂首挺胸，方向明确　行走时，面朝前方，双眼平视，头部端正，保持上体正直，挺胸、收腹、立腰、提臀。保持明确的行进方向，直线行走。

2. 步幅适中，速度均匀　行走时迈出的步幅与本人一只脚的长度相近，即男子每步约40cm，女子每步约36cm。男子每分钟108~110步，女子每分钟118~120步。

3. 身体协调，体态优美　行进时身体向前倾斜，重心落在前脚掌上。双肩平稳，双臂在身体两侧一前一后地自然摆动，摆幅30°~35°。两腿直而不僵，步伐从容。行进时男子要协调、稳重、刚毅；女子则轻松、敏捷、优雅。

（二）行走礼仪

在公共场合要靠右侧行走，把走廊左侧让给迎面而来或有急事需快速行进的人。在引导病人进入病区的时候，护士可以边行走，边将右手或者左手抬起一定的高度，五指并拢，掌心向上，以其肘部为轴，朝向引导或介绍的目标，伸出手臂进行介绍。行走时采用上身稍转向病人的侧前行姿势。退出病房时，亦应后退几步后转身，以示礼貌。在较窄的走廊里与他人相遇，离对方有2米处，应放慢脚步，面向他人，点头致意。当男士、女士一起走在路上，男士应该走在外侧。因为人行道外侧靠近马路，车子来来往往的地方总是比较危险的，为了显示男士的风度，履行保护女士的责任，一定要让女士走在内侧。

（三）行走禁忌

行走时禁忌两脚呈内八字或外八字，弯腰弓背，摇头晃脑，两臂大幅度摇摆，扭腰摆臀，左顾右盼，更不能用脚蹭地面或用手插在裤兜里。禁忌边走边吃、抢行或横冲直撞。禁忌在公共场所两人勾肩搭背，搂搂抱抱。

五、蹲姿

护士在工作中有时会遇到需要蹲下取物或操作的情况，此时应以节力、美观为原则。

（一）基本蹲姿

蹲姿的运用要优美、典雅。如拾捡物品，可走到物品的后侧方，右脚后退半步，然后下蹲，下蹲时头和肩部同站姿，注意用后腿稳定重心，以脚蹲下。不可大弯腰，否则有失风度。

（二）蹲姿禁忌

蹲下时，速度切勿过快，应与他人保持一定的距离。不可正面面对他人或者背部对着他人蹲下，以免使他人感到不便或显得对他人不尊重。身着裙装的女子，要注意两膝并拢。

0307 图片：蹲下拾物

六、护理工作中的仪态礼仪

优美的护士形象能给病人以美的享受，对疾病的治疗和康复有着重要的意义。护理工作中的体态语言有：持病历夹、端治疗盘、推治疗车、推轮椅、推平车等。

（一）持病历夹

左手持病历夹放在侧胸上部，稍外展，右手托病历夹右下角或自然下垂。翻阅病历夹时，以右手拇指、示指从病历夹缺口处滑至边缘，向上轻轻翻开。

0308 图片：持病历夹

（二）端治疗盘

端治疗盘时，应双手用四指托住盘底，拇指置盘边，不可将拇指伸入治疗盘内，上臂贴近躯干，肘关节 90° 屈曲，治疗盘距胸骨柄前方约 5 厘米。注意保持治疗盘重心平稳。

0309 图片：端治疗盘

（三）推治疗车

推治疗车时用双手扶住车缘两侧，上身略向前倾，轻巧地向前推进。不可用手拽着车栏拉着车叮叮哐框地走。进入病房前应先停车，敲门后，用手轻轻推开门，推车入室，严禁用治疗车撞击房门。

（四）轮椅护送病人

轮椅护送适用于护送不能行走但能坐起的病人入院、出院、检查、治疗或室外活动。

1. 评估病人　评估体重、意识状态、病情、躯体活动能力、损伤部位以及理解合作程度。

2. 护送病人

（1）上轮椅：使椅背与床尾平齐，椅面朝向床头，扳制动闸将轮椅止动，翻起脚踏板。扶病人坐起，协助病人穿上衣裤和鞋，冬季注意保暖。嘱病人将双手置于护士肩上，护士双手环抱病人腰部，协助病人下床，坐于轮椅中，翻下脚踏板，助病人将脚置于脚踏板上，系好安全带。

（2）护送中：注意病人病情变化，主动和病人沟通，嘱病人身体尽量向后靠，手放在扶手上，如有不适及时告知护士。护士在推行时双手用力均匀，步行时平直稳妥；过门槛时，跷起前轮，避免过大震动；下坡时，放慢速度，注意安全。

（3）下轮椅：轮椅推至床尾，椅背与床尾平齐，病人面向床头，扳制动闸将轮椅止动，翻起脚踏板，协助病人站起、转身、坐于床缘，协助病人脱去鞋子和保暖外衣，助病人躺卧舒适，盖好被子。

（五）平车护送病人

平车护送适用于不能起床的病人入院、做各种特殊检查、治疗、手术或转运。

1. 评估病人　评估体重、意识状态、病情与躯体活动能力、损伤部位和理解合作程度。

2. 护送病人

（1）上平车：根据病人的情况，选用挪动法或 1~4 人搬运法，将病人安全搬至平车上，注意将病人的头部置于大轮端，协助病人在平车上躺好，用被单或盖被包裹病人，以免着凉。

（2）护送中：护士站于病人头部，观察病人病情变化。推行时速度适宜，平车的小轮端在前，转弯灵活；上、下坡时，务必使病人的头部位于高处；脑损伤、颌面部外伤以及昏迷病人，注意将其头偏向一侧；保持输液管、引流管的通畅；进出门时避免碰撞。

(3) 下平车：移动病人至床上，躺卧舒适，盖好被子。

第三节　护士服饰礼仪

情景导入

护生们正在讨论“着装法则”。为什么有的人穿着名贵高档时装，却让人觉得缺乏内涵，气质欠佳？而有的人身着简单素雅的衣服，却显得魅力十足？着装在很大程度上反映了一个人的个性、教养和品位。

请思考：

1. 着装的基本原则是什么？
2. 佩戴首饰必须遵守哪些原则？

服饰包括服装和装饰，具有实用、美学欣赏和表达内涵的功能。

在人际交往中，服装被视为人的“第二肌肤”，既可以遮风挡雨、防暑御寒、蔽体掩羞，发挥多重实用功能，又可以美化人体，扬长避短，展示个性，发挥多种装饰性功能，体现生活的情趣。不仅如此，服饰还具有反映社会分工，体现地位和身份差异的社会性功能。正如美国心理学家彼德·罗福所认为的：“一个人的服饰不只是表露他的情感，而且还显示着他的智慧。一个人的衣着习惯，往往透露出他的人生哲学和价值观。”

一、着装的基本原则

着装(dressing)是一门艺术，应根据自身的性别、年龄、体型、个性、特点、职业以及文化习俗合理选择。

(一) TPO 原则

服装的穿着要兼顾时间(time)、地点(place)和目的(object)三个因素，以获得和谐、得体的穿着效果。

1. 时间　首先，着装要符合时代的要求，体现当前的时尚；其次，一年有春夏秋冬的交替，一天有晨暮昼夜的变化，在不同的时间里，着装的类别、式样、造型应有所变化。比如，冬天要穿保暖、御寒的冬装，夏天则穿吸汗、凉爽的夏装。白天工作时需要面对公众，应着严谨、合体的职业装，晚上在家不为外人所见，可着宽松、舒适的家居服装。

2. 地点　置身于室内或室外，驻足在闹市或乡村，停留于国内或国外，身处于单位或家中，着装的款式应有所不同。如护士在医院上班时穿白大衣，逛街购物时穿休闲装，穿泳装时应当出现在海滨浴场，这些都符合了与地点相适宜的原则。但如果穿着睡衣上街，穿着牛仔服出席严肃的会议就极不适宜了。

3. 目的　着装需适应自己扮演的社会角色，并体现一定的意愿。服装的款式在表现服装的目的性方面可发挥一定的作用：是自尊，还是敬人？是颓废，还是消沉？俱可由此得知。如护生应聘工作时身着庄重、得体的服饰，说明其郑重其事，希望成功。

(二) 适应性原则

1. 与年龄相适应　年轻人可选择活泼浪漫的服装，体现其青春和朝气。中年人宜选择较正式的西服、套装以及质地上乘的休闲装，体现其高雅和整洁。老年人的服装款式力求简洁美观、舒适随意，即三围松紧适当，不求过分束腰紧身。

2. 与肤色相适应　肤色偏白的人对服装的选择面较宽，无论明暗、深浅都较适合。而肤色偏黑的人则宜选择明亮、浅色的服装，如浅黄、浅粉、奶白色服装等，以衬托起肤色的明亮感。肤色偏黄的人宜选择蓝色或浅蓝色的服装，可将偏黄的肤色衬托得明亮。

笔记

3. 与体型相适应　体型较胖者适宜穿“V”字领或纵方向开领、有细长感，色彩有收缩感的深色和暗色以及纵形条纹的服装。而体型较瘦者可在服装上使用花边和折纹，色彩选择有扩张感的浅色和亮色以及大图案的服装，从而产生良好的视觉效果。

知识链接

着装建议

H 型搭配：上衣宽松，裙子为筒式。适用于身体稍胖者。

X 型搭配：上衣宽松，裙子为喇叭形。以凸显腰身。

A 型搭配：上衣紧身，裙子宽松。体现上半身身材优势、掩盖下半身身材劣势。

Y 型搭配：上衣宽松、裙子紧身。体现下半身身材优势、掩盖上半身身材劣势。

（三）整体性原则

着装应统筹考虑并精心搭配，使各个部分相互呼应，整体上完美和谐。需注意两个方面：第一，要恪守服装本身约定俗成的搭配，如穿西装时应配皮鞋，而不穿运动鞋、布鞋和凉鞋。第二，要使服饰各个部分相互适应，力求展现整体之美，如装饰物的选择应同着装主色调相近或成对比色。

（四）规范性原则

要遵守着装规范，如穿单排扣西装上衣时，两粒纽扣的要系上面一粒，三粒纽扣的要系中间一粒或上面两粒。女士穿裙子时，所穿丝袜的袜口应被裙子下摆所遮掩，而不宜露于裙摆之外。穿露趾凉鞋时，一般不宜穿袜子。穿西装不打领带时，内穿的衬衫不系领口。

二、服装的基本要素

在人际交往中，服装被视为无言的名片，标志着个人的身份，体现了个人的修养。学习着装礼仪，合理选择服装的面料、色彩和款式，有助于增加个人的自尊心和自信心。

（一）服装的面料

1. 纯棉　是以棉花为原料织成，具有保暖、吸湿、耐热、耐碱、卫生等特点。它多用来制作时装、休闲装、内衣和衬衫。它的优点是轻松保暖，柔和贴身，吸湿性、透气性良好。缺点是易缩、易皱，易起球，外观上不大挺括美观，须时常熨烫。

2. 麻布　是以各种麻类植物纤维制成的一种布料。一般被用来制作休闲装、工作装，目前也多以其制作普通的夏装。它的优点是强度极高，吸湿、导热，透气性甚佳。缺点是外观较为粗糙、生硬，穿着不够舒适。

3. 棉麻　棉麻混纺布一般采用一定比例的棉、麻进行混纺。外观上保持了麻织物独特的粗犷挺括风格，又具有棉织物柔软的特性，改善了麻织物不够细洁、易起毛的缺点。棉麻混纺交织织物多为轻薄型，适合夏季服装。

4. 丝绸　是以蚕丝为原料纺织而成的织物。尤其适合用来制作女士服装。它的优点是质地柔软，手感滑爽，富有弹性，外观清淡爽洁，具有良好的透气性和悬垂性，穿着舒适、飘逸，凉爽，透气。缺点是易褶皱、易吸身、易破损、易褪色。

5. 呢绒　是用各类羊毛、羊绒、兔毛等织成的织物，是理想的高档职业装面料，用以制作礼服、西装、大衣等正规、高档的服装。它的优点是防皱耐磨，手感柔软，高雅挺括，富有弹性，保暖性强。缺点是洗涤较为困难，不适宜制作夏装。

6. 皮革　皮革一般分为两类：一是革皮，即经过去毛处理的皮革。二是裘皮，即处理过的连皮带毛的皮革。它的优点是轻盈保暖，雍容华贵。缺点则是价格昂贵，贮藏、护理方面要求较高，故不宜普及。多用于制作时装、冬装。

7. 化纤　是化学纤维的简称，是利用高分子化合物为原料制作而成的纤维的纺织品。分为人工纤维与合成纤维两大门类。它们共同的优点是色彩鲜艳、质地柔软、悬垂挺括、滑爽舒适。缺点则是耐磨性、耐热性、吸湿性、透气性较差，遇热容易变形，容易产生静电。虽可用以制作各类服装，但总体

笔记

档次不高，难登大雅之堂。

8. 混纺 是将天然纤维与化学纤维按照一定的比例，混合纺织而成的织物。它的长处是既吸收了棉、麻、丝、毛和化纤各自的优点，又尽可能地避免了它们各自的缺点，而且在价值上较为低廉，颇受大众欢迎。可用来制作各种服装。

（二）服装的色彩

色彩因对他人的刺激快速、强烈和深刻，而被称为“服装之第一可视物”，是服装留给人们记忆最深的印象之一。世界著名的服装设计师伊迪斯·里德才说：“也许在取得衣着成功方面，色彩是最有帮助的要素。色彩可以是你最好的朋友，也可以是你最凶恶的敌人”。在服装的色彩选择上要想获得成功，需要掌握色彩的特性、色彩的搭配、色彩的调节以及合理选择色彩等方面的问题。

1. 色彩三元素 是指色彩的色相、明度、纯度。它们的特性确定了色彩的基本标准，它们相互影响，任何一个元素的改变都会使色彩发生变化。

(1) 色相：指色彩的不同相貌，是区别色彩种类的名称，如红、黄、蓝。任何黑白灰以外的颜色都有色相的属性。

(2) 明度：指色彩的明亮程度，也称光度、亮度、深浅度。色彩中黄色明度最高(98μm)，其次是青色(91μm)、绿色(88μm)、紫色(60μm)、红色(54μm)、蓝色(30μm)。色彩越接近白色，明度越高，越接近黑色，明度越低。

(3) 纯度：指色彩的纯净程度，也称为饱和度、彩度。红、黄、蓝三原色是纯度最高的色彩，而黑白灰属无彩色系，因而没有纯度。任何一种单纯的颜色加入无彩色系中的任何一色或互补色混合都可降低它的纯度，颜色混合的次数越多，纯度越低。

2. 色彩的象征

(1) 红色：是太阳、火、血的色彩，使人感到炎热、温暖、热情、兴奋、活泼，象征革命、喜庆、幸福、吉利，具有青春活力，是属于年轻人的色彩。粉红色象征着健康、梦想、幸福和含蓄，是温和中庸之色。

(2) 橙色：是非常具有活力的色彩，代表兴奋、活跃、华美、富丽。它常使人联想到秋天的丰硕果实和美味食品，象征着美满与幸福。

(3) 黄色：是阳光的象征，具有光明、希望的含义，给人以辉煌、灿烂、崇高、喜悦和欢快的感觉。淡黄色使人感到和平温柔；金黄色象征着高贵庄严。

(4) 绿色：是植物王国的色彩。绿色是大度的，它不与红花争宠，只是默默地甘为陪衬；它不像黄色那么炫耀，蓝色那么深沉，白色那么冷峻，它只是平凡而随和，随处可见。绿色被赞为生命之色，象征和平、青春，并引申出茁壮、安全、向往、幽静等含义。

(5) 蓝色：使人联想到无边无际的天空和海洋，象征着广阔、无穷、遥远、博爱，带有沉静、理智、大方、冷淡的情感。深蓝色具有稳重、柔和的魅力，浅蓝色则有轻盈、雅致的意味。

(6) 紫色：是大自然中比较稀少的颜色，象征着虔诚、高贵、优雅、神秘、浪漫和财富。

(7) 黑色：是最深暗和经典的颜色，具有庄重、肃穆、高贵、超俗、渊博、沉静的含义，也象征着权威和神秘。

(8) 白色：是最明亮的颜色，使人联想到白天、白雪。白色象征纯洁、光明、神圣和卫生，是纯洁、高尚和坦荡的象征。大面积的白色容易使人产生空虚、单调、凄凉、悲哀的感觉。

(9) 灰色：属无彩色，是黑、白的中间色。纯净的中灰色稳定而雅致，象征诚恳、稳重、大方、朴实和可靠，给人以谦恭、和平、中庸、温顺的感觉。

(10) 金属色：主要指金色和银色，是色彩中最为高贵华丽的颜色，给人以富丽堂皇之感，象征权力和富有。金属色能与所有色彩协调配合，并能增添色彩之辉煌。金色偏暖，银色偏冷；金色华丽，银色高雅。

3. 色彩的特性

(1) 冷暖感：色彩本身并无冷暖的温度差别，是视觉色彩引起人们对冷暖感觉的心理联想。以红、黄为主的色调为暖色调，以青、蓝、绿为主的色调为冷色调，白、灰、浅绿色则是中性色。

(2) 轻重感：主要与色彩的明度、纯度、色相等有关。明度高的色彩如白色，使人联想到云、棉花等，产生轻盈、飘浮、上升等感觉。明度低的色彩如黑色，易使人联想到岩石、古老等，产生沉重、稳定、降

笔记

落等感觉。在明度和色相相同时，纯度高的感觉轻，纯度低的感觉重。暖色系的感觉轻，冷色系的感觉重。

(3) 软硬感：主要与色彩的明度、纯度有关。明度越高越具有软感，如浅红、浅蓝，给人以单纯、疏松的感觉，明度越低则感觉越硬，如紫、黑，给人以坚硬、沉稳的感觉。中纯度色给人以软感，如粉红、浅绿；高纯度和低纯度色都给人以硬感，如艳蓝、浊红。

(4) 进退感：各种不同波长的色彩在人眼视网膜上的成像有前后，会造成不同深度的感觉，而并非实际距离的差异。一般暖色、纯色、高明度色、强对比色、大面积色、集中色等具有前进的感觉。相反，冷色、浊色、低明度色、弱对比色、小面积色、分散色等具有后退的感觉。

(5) 扩张与收缩感：暖色系、明度高、纯度高的色彩具有扩大、膨胀感，而冷色、低纯度、低明度色具有收缩感。

(6) 华丽与质朴感：对色彩的华丽及质朴感影响最大的是纯度，其次为明度。一般色彩鲜艳而明亮的给人以华丽、辉煌的感觉，如暖色系及金银等光泽色，而浑浊、深暗色具有质朴、古雅的感觉，如浊蓝、紫色等。

(7) 兴奋与沉静感：色相偏红、橙、黄等暖色系，具有兴奋感，而蓝、蓝绿、蓝紫等冷色系使人感到沉着、平静。纯度高的色彩具兴奋感，纯度低的色彩具沉静感。高明度色彩呈积极、兴奋感，低明度色彩呈消极、沉静感。

4. 色彩的搭配

(1) 统一法：配色时采用同一色系之中各种明度不同的色彩，按照深浅不同的程度进行搭配，以创造出和谐之感。如浅蓝配深蓝，浅灰配深灰。适合于工作场合或庄重的社交场合着装的配色。

(2) 对比法：配色时运用冷暖、深浅、明暗两种特性相反的色彩进行组合的方法。使着装在色彩上反差强烈，静中有动，突出个性。如黑与白、红与绿。适合于各种场合的着装配色。

(3) 呼应法：配色时在某些相关的部位刻意采用同一种色彩，使其遥相呼应。如男士着装讲究鞋、包、皮带同色。

(4) 点缀法：在采用统一法配色时，为了取得一定的变化，达到画龙点睛的作用，在某些局部选用某种不同的色彩点缀。如在服装的袖边、领口、口袋加以装饰。

(5) 时尚法：在配色时酌情选用届时正在流行的某些色彩。适用于普通的社交场合与休闲场合着装的配色。

5. 色彩的选择　在非正式场合所穿的便装，色彩上要求不高，可以自由组合，个性化展示。而在正式场合穿着的正装，其色彩则有规可循。

(1) 基本色彩：正装的色彩，以单色、深色为佳，无图案。最标准的套装颜色是蓝色、灰色、棕色、黑色。衬衫的色彩以白色为佳，皮鞋、袜子、公文包的色彩宜深色，并以黑色为常见。

(2) 三色原则：是选择正装色彩的基本原则。要求正装的色彩在总体上应当以少为佳，将其控制在三种色彩之内。这样做，有助于保持正装的庄重、保守的总体风格，并使正装在色彩上显得规范、简洁、和谐。

(三) 服装的款式

着装既是一门技巧，更是一门艺术。选择服装时，应在力所能及的前提下，对服装的搭配技巧、流行时尚、所处场合、自身特点进行综合的考虑，力求展现整体之美。

1. 正装

(1) 旗袍：在我国，女性在正式场合可穿旗袍。作为礼服式的旗袍，一般采用紧扣的高领、贴身、长度过膝、两旁开叉、斜式开襟，袖口至手腕上方或肘关节上端的款式。穿着时，可搭配高跟、半高跟皮鞋或缎质、丝质和天鹅绒质的鞋。

(2) 女性职业装：对职业女性而言，端庄稳重是服装风格的第一原则。女性职业装可分为裙式套装和裤式套装两种。裙式套装由外套、半截裙和衬衫组成，衬衫式样和色彩的变化可改变着装的风格，如荷叶边衣领的衬衣能显示出女性的高贵。裤式套装则便于活动，显示出职业女性的干练利索。穿裙装时，宜穿连裤丝袜，颜色以肉色、黑色为宜；搭配职业装以浅口、船式、半根或高跟皮鞋为佳，不宜穿凉鞋、拖鞋、布鞋、皮靴等。

笔记

(3) 男士西装与衬衫：穿新西装之前，务必要把上衣左袖袖口上的商标和纯羊毛标志剪下。熨烫平整。穿时扣好纽扣，双排扣应当全部系上；单排三粒扣则系上边两粒衣扣，或单系中间的衣扣；单排两粒扣，讲究“扣上不扣下”，只系上边的一粒扣。站立时，西装的纽扣应当扣上，以示郑重。就座后，纽扣解开，以防衣服走样。西装上衣左侧的外胸口袋，可以插入一块装饰性的真丝手帕，此手帕不能当作普通手帕用来擦汗、擦嘴、擦手等。正装衬衫以无胸袋为宜。穿西装系领带时，要系好衬衫扣子，如果不系领带，必须解开衬衫上面的第一粒纽扣。穿西装时，衬衫的领口要高于西服外套 1~2 厘米，衬衫领口的松紧程度以能放入示指为宜。衬衫袖口要露出 1 厘米左右。衬衫下摆要均匀地掖进西裤腰内。与男士西装搭配的鞋是系带牛皮鞋，颜色以深色、单色为宜。袜子以黑色、深灰色为佳。

2. 休闲装　适合于在闲暇时间或非正式的场合穿着。该类服装讲究舒适自然，如运动装、牛仔装、T 恤衫等。没有固定的穿着模式，可最大限度地发挥个人的爱好和个性，为在不同场合的着装提供了更多的选择。休闲装在穿着时应注意整洁舒适，同时结合自身的体型、年龄和身份，选择适合的款式和颜色，再搭配相适宜的饰品，使休闲装穿得合体和美观。

(四) 文明着装

1. 不过分裸露与透视　一般而言，凡可以展示身体特征、个人姿色的身体部位，或者令人反感、有碍观瞻的身体隐私部位，均不可有意暴露在外。胸部、腹部、背部、腋下、大腿是公认的身着正装时不可外露的五大禁区。在特别正式的场合，脚趾与脚跟也同样不得外露。忌穿过透、过薄的衣服，不可将内衣透视在外，有失检点。

2. 不过分瘦小与艳丽　过分瘦小的服装，使着装者捉襟见肘，行动不便，凹凸毕现，频频走光，失敬于人。服装色彩、图案过于艳丽花哨，令人目不暇接，眼花缭乱，给人留下轻薄、浮躁之感。

三、饰品礼仪

饰品对于人们的穿着打扮起着辅助、烘托、陪衬、美化的作用。从审美角度来看，它与服装、化妆一起被列为人们用以装饰、美化自身的三大方法之一，较之于服装，它更具有装饰、美化人体的功能。在社交场合，饰品的交际功能体现在两个方面：第一，它是一种无声的语言，借以表达使用者的知识、阅历、教养和审美品位。第二，它是一种有意的暗示，借以了解使用者的地位、身份、财富和婚恋现状。

(一) 首饰

首饰属于装饰性饰品，包括戒指、项链、挂件、耳环、手镯、手链、脚链、胸针等。

1. 首饰使用规则

(1) 数量规则：以少为佳，可不佩带。若欲同时佩戴多种首饰，其上限为三。除耳环、手镯外，最好不要同时佩戴同类的首饰超过一枚。新娘可以例外。

(2) 色彩规则：力求同色。若同时佩戴两件或两件以上首饰，应使其色彩一致。戴镶嵌首饰时，应使其主色调保持一致。

(3) 质地规则：争取同质。同时佩戴两件或两件以上首饰，应注意质地相同。戴镶嵌首饰时，应使被镶嵌物质地一致，托架也应力求一致。珠宝首饰，多适用于隆重的社交场合，不适宜在工作、休闲时佩戴。

(4) 身份规则：选择首饰时，不仅考虑个人的爱好，更应当服从于本人的身份，要与自己的性别、年龄、职业、工作环境基本保持一致。

(5) 体型规则：选择首饰要根据自己的脸型和体型，注意扬长避短。

(6) 季节规则：一般而言，金色、深色首饰适用于冷季佩戴，银色、艳色首饰则适合于暖季佩戴。

(7) 搭配规则：首饰应视为服装整体中的一个环节，要兼顾服装的质地、色彩、款式，并努力使之在搭配、风格上相互般配。

(8) 习俗规则：不同的国家、民族和地区，佩戴首饰的习惯和方式有所不同。因此，一方面应了解其不同，另一方面应尊重其习俗。

笔记

2. 首饰使用方法

(1) 戒指：男女老少皆宜。从造型来说，老年人戴的戒指应古朴庄重，年轻人戴的戒指则玲珑美观，时尚艺术。戒指一般佩戴于左手，一枚为佳，至多两枚，新娘例外。戴两枚戒指时，可戴在一只手相邻的两个手指上，也可戴在两只手相对应的手指上。拇指通常不戴戒指，一个指头上也不应戴多枚戒指。

知识链接

戒指佩戴的含义

左手示指戴戒指，代表无偶求爱；

左手中指戴戒指，表示正处在恋爱之中；

左手无名指戴戒指，表示名花有主，佩戴者已订婚或结婚；

左手小指戴戒指，暗示自己是位独身主义者，将终身不嫁(娶)。

(2) 手镯、手链：手镯可以戴一只，也可以同时戴上两只。戴一只时，通常应戴于左手，戴两只时，可一只手戴一只，也可以都戴在左手上。男士一般不宜戴手镯。与手镯不同的是手链，男女均可佩戴，一般情况下，手链只能戴一条，戴在左手上。手链、手镯均不应与手表同戴于一只手上。

(3) 脚链：适用于非正式场合，为年轻女性所喜欢。一般只戴一条，左、右脚均可。若戴脚链穿丝袜，应将脚链戴在袜子外面。

(4) 项链：男女均可使用，但男士所戴的项链一般不应外露。通常，所戴的项链不应多于一条，但可将一条长项链折成数圈佩戴。项链的粗细，应与脖子的粗细成正比。

(5) 耳环：又称耳饰，具体可分为耳环、耳链、耳钉、耳坠等等。通常仅为女性所用，并且讲究成对使用，即每只耳朵上均佩戴一只。如男子欲戴耳环，习惯做法是左耳上戴一只，右耳不戴。

(6) 胸针、领针：多为女性所用。其图案以花卉为多，故又称为胸花，有鲜花和人造花两种。别胸针的部位多有讲究。穿西装时，应别在左侧领上；穿无领上衣时，应别在左侧胸前。发型偏左时，胸针应当居右；发型偏右时，胸针应当偏左。佩戴时的具体高度，应从上往下数，在第一粒、第二粒纽扣之间。领针是胸针的一个分支，是专用于别在西装上的饰物，男女均可使用。佩戴领针时，数量以一枚为限，不宜与胸针、纪念章、奖章和企业徽记等同时使用。

(二) 手表

在社交场合，佩戴手表，意味着时间观念强、作风严谨。手表如同饰物，可体现个人的地位、身份和财富状况。选择手表应注意其种类、形状、色彩、图案和功能，并结合自身的穿着、职业、社交场所、交往对象等因素。在正式场合所戴的手表，在造型方面应当庄重、保守。色彩要清晰、高贵、典雅，如金色、银色、黑色等，手表的颜色宜选择单色或双色，不宜选择三色或三种以上的颜色。除数字、商标、厂名、品牌外，手表上没有必要出现其他图案。手表最主要的功能是计时，因此，正式场合所用的手表，应当精确到时、分，能精确到秒更好。手表的功能要少而精。成年人在正式交际场合通常不应佩戴计时不准确的失效表、粗制滥造的劣质表、广告表、卡通表以及同时显示各地区时间的世界表。

(三) 领带

领带属于男士的饰物，男士打领带，以穿着西装之时为佳，故领带又称为“西装的灵魂”。从色彩上讲，领带有单色、多色之分。公务活动和隆重的社交场合，适合使用单色领带，并以蓝色、灰色、黑色、紫红色为佳。多色领带一般不应超过三种颜色，可用于各类场合。领带有平头和箭头两种，下端为箭头的领带，属正规场合使用，平头较为时尚、随意。领带结要打成倒三角形，在收紧领结时，应有意在其下压出一个小窝。领带打好之后，外侧应略长于内侧，其标准的长度，应当是下端的大箭头正好抵达皮带扣的上端。领带夹起到固定领带的作用，夹在衬衫上第 4~5 颗扣子之间。需要说明的是，穿礼服和翼领衬衫时应用领结。

笔记

四、护士着装礼仪

护士的仪表举止、言语服饰等都能引发病人的情感活动，对病人的治疗和康复起到积极的作用，护理独特的艺术美可以通过护士的职业形象表现出来。规范的着装能体现护士良好的精神风貌和较高的文化修养，还有助于增强护士的自信，提高人际交往能力，和谐护患关系。

（一）护士服着装要求

护士服是护士工作时的专用服装，穿着既有严格规定又有美学要求。它是白衣天使的象征，是护士职业群体的外在表现形式。护士服的款式有连衣裙式和上、下装式。颜色以白色居多，白色象征着纯洁、高雅，给人以端庄、神圣之感。但随着人们对不同色彩于人的心理影响的认识不断深入，目前，许多医院以美学理论为指导，以心理学研究结果为依据，将服装中的多元文化与色彩的心理效应引入医院，根据不同工作环境和服务对象选择不同颜色和款式的护士服装。如儿科或妇产科的护士穿着粉色或小碎花的工作服，它令母亲和孩子感到温馨、柔和；手术室的护士穿着墨绿色的工作衣裤，一方面有利于缓解医护人员的视觉疲劳，另一方面墨绿色容易使病人联想到生命、青春和希望；重症监护室的护士宜穿着蓝色的工作衣裤，是因为蓝色有清新和宁静之感，同时，蓝色能使病人联想到天空和大海，可减轻病人的恐惧感。

护士服以白色为主，式样简洁、美观，穿着合体，操作活动自如。保持护士服清洁、平整、合身。穿着中要求尺寸合适，衣长过膝，袖长至腕，如有腰带应熨平系好，衣扣袖扣须扣整齐，禁用胶布、别针代替衣扣；内衣的领边、袖边、裙边不宜露在工作服外面。护士裤的长度站立时裤脚前面能碰到鞋面，后面能垂直遮住1厘米鞋帮，夏季穿裙装时应穿浅色或同色的内衣，且不外露。不得穿工作服进食堂就餐或出入其他公共场所。

（二）护士鞋袜要求

0310 图片：护士鞋袜要求

护士鞋的选择应是软底、低帮、坡跟或平跟、具有防滑功能，鞋的颜色要与护士服装相协调，以白色、乳白色等浅色调为主，凉鞋应不露脚趾。袜子颜色以肤色为常用，切忌袜口露于裙摆或裤腿外面，必须保持鞋袜的清洁，切忌穿破损的袜子，也不宜当众整理袜子，忌选用反差很大的黑色或多种颜色的深色袜子。

（三）护士帽佩戴要求

0311 图片：燕帽的佩戴

0312 图片：圆帽的佩戴

护士帽有燕帽和圆帽两种。

1. 燕帽　像圣洁的光环，纯真而美丽，是护士职业的象征。燕帽边缘的彩条多为蓝色，是责任和尊严的标志，具有职称和职务含义：一道彩条表示护师、护士长；两道彩条表示主管护师、科护士长；三道彩条表示主任（副主任）护师、护理部主任（副主任）。燕帽适用于普通工作区，如普通病房和门诊的护士。戴燕帽时，要求短发前不遮眉，后不搭肩，侧不掩耳；长发梳理整齐盘于脑后，发饰素雅端庄。燕帽应平整无折，戴正戴稳，高低适中，距离发际4~5厘米，发夹应选用与头发或帽子相同的颜色并固定于帽后。

2. 圆帽　适用于无菌操作要求比较严格的科室，如手术室、隔离病区等，男护士一般佩戴圆帽。戴圆帽时，头发应全部纳入帽内，前不露刘海，后不露发髻，帽的边缝置于脑后，边缘整齐。

（四）口罩佩戴要求

戴口罩时，须遮住口鼻，系带于两耳后，松紧适度。不戴有污渍或被污染的口罩，不宜将口罩挂于胸前或装入不洁的口袋中。摘下口罩时，如未被污染，应将贴着口鼻的内面向里折好（传染科例外），放在干净的口袋里，以备下次再用。

（五）护士佩戴饰物的要求

护士上岗要在左胸前佩戴胸卡，胸卡要保持整洁、干净。护士表最好佩戴在左胸前，表上配一短链，用胸针或胸卡别好；由于表盘倒置，护士低头或用手托起时即可查看。这样，既卫生又便于工作，也可对护士服起到装饰作用。由于无菌技术和洗手消毒等护理操作的需要，护士的指甲须经常修剪整齐，指甲长度不应长过手指指尖，不宜涂染指甲、佩戴戒指、手镯、手链、耳饰和脚链等，佩戴项链时不宜外露，以免影响护士的整体美和增加交叉感染的机会。

（吴　明）

思考题

护生们将赴临床实习，通过学习护理礼仪，大家认识到：护士美好的仪容、端庄的仪态和正确的着装在护理实践中既可以提升护理人员的职业形象，又可使患者获得良好的生理、心理效应，达到治疗和康复的最佳效果。

请思考：

1. 护士妆容礼仪的原则是什么？
2. 站、坐、行姿的禁忌是什么
3. 护士上岗时正确着装有哪些要求？

思路解析　　扫一扫，测一测

笔记

第四章　人际关系

学习目标

1. 掌握人际关系、护患关系的基本含义；影响人际关系、护患关系的因素；促进护患关系对护理人员的要求；护理工作中人际关系的基本规范。
2. 熟悉护理人际关系的意义及特征；护际关系、医护关系的基本含义。
3. 了解人际关系的形成过程。
4. 能正确理解及运用人际关系相处的策略。
5. 具有尊重他人、理解他人、团结协作的意识和基本能力。

一位哲人说过“人生的美好是人情的美好，人生的丰富是人际关系的丰富”。人际关系是人与人之间的相互关系，它存在于人际认知、人际情感和人际行为之中。人际关系友好和睦可以促进群体和谐，人际关系疏远敌对则不利于群体发展。不同的人际关系会带给人们不同的情感体验，成功或失败，幸福或痛苦。这种体验不仅对社会和群体的发展有影响，对个体心理和个性形成也有重大影响。

知识链接

克林格的研究

1977 年，心理学家克林格（E.Klinger）做了一项科学研究，研究结果显示：良好的人际关系对于生活具有首要意义。当被调查者问及“什么使你的生活富有意义？”的时候，几乎所有人的回答都是“亲密的人际关系是首要的”。在这些被调查者的回答中，人际关系的重要性远远超过了成功、名誉和地位。

第一节　人际关系概述

一、人际关系的概念

人际关系（interpersonal relation）是指人与人之间通过交往与相互作用而形成的直接心理关系。它反映了个体或群体满足其社会需要的心理状态，人际关系的发展变化取决于双方社会需要满足的程度，是社会心理学名词。如果双方在交往过程中都获得了各自社会需要的满足，相互之间就能产生人际间接近或友好的心理关系。反之，就会产生疏远或敌对的心理关系。

二、人际关系的形成过程

人与人之间相互关联的状态从无关到关系密切，要经过一系列的变化过程。交往刚开始，彼此没有意识到对方存在，双方关系处于零接触状态。此时双方是完全无关的，谈不上任何个人意义的情感联系。如果一方开始注意到对方，或双方彼此产生了相互注意，交往关系才开始确立。如果彼此的情感不断卷入和融合，共同的心理领域就会不断扩大，良好的人际关系就会水到渠成。

依照人际交往由浅入深的发展历程，可以把良好的人际关系的建立和发展分为三个阶段。

（一）注意阶段

由零接触过渡到单向注意或双向注意的定向阶段。当两个人彼此没有意识到对方存在的时候，双方关系处于零接触状态。如果一方开始注意到对方，或双方彼此产生了相互注意，则人与人之间的相互作用开始。

（二）接触阶段

由注意逐渐向情感探索、情感沟通的轻度心理卷入阶段转向，此时初步建立心理联系。此阶段双方在一起可以友好相处，离开对方也没有关系，彼此没有强烈的吸引力。

（三）融合阶段

由接触而导致情感联系不断加强，心理卷入程度不断扩大，进入稳定的交往阶段。随着双方沟通的深入和扩展，心理距离越来越小，在心理上形成了依恋与融合，标志着人际关系已经发生了实质性变化。

三、人际关系的影响因素

从社会心理学角度看，人际关系受许多心理因素制约，既有认知成分，也有情绪和行为成分，了解人际关系的影响因素对建立和发展良好的人际关系至关重要。

（一）第一印象

第一印象指交往双方第一次接触时各自对交往对象的直觉观察和归因判断。初次见面时，对方的表情、体态、服装、言谈、流露的性格特征等形成了我们对对方的第一印象。在人际交往初期，“第一印象”至关重要，它决定了人际关系的继续还是终止。因此，我们在交往中要努力完善自我形象，给对方留下良好的第一印象。同时，力求自己不受“第一印象”的片面影响，避免出现认知偏差。

（二）身体因素

身体因素指的是个体神经、感觉、运动系统和生命重要脏器的结构功能状态。身体因素对“第一印象”有重要的影响，健美的体貌具有较强的人际吸引力，形体缺陷者有可能会产生交往心理障碍。疾病期也会影响人际交往。

（三）认知水平

交往主体对自身、他人以及自身与他人关系的认知水平，也是影响人际关系的重要因素。个体在交往中会推测与判断他人心理状态、行为动机及意向。不准确的认知，容易给交往带来误会，影响人际关系。心理学研究表明，人际关系的内容及效果受彼此知觉情境的影响及制约。

（四）个性品质

个性品质是影响人际关系建立和发展相对稳定的因素。个体良好的性格对人际关系具有无与伦比的影响力，且这种影响作用持续而稳定。人们愿意与真诚、坦率、幽默的人交往。

笔记

(五)社交技巧

知识链接

沟通的艺术

一家钢铁公司总裁史考伯有一天经过他的钢铁厂,看到几个工人正在吸烟,而在他们的头顶正好有一个大大的警示牌,上面写着“禁止吸烟”。一般人在这种情况下,都会指着牌子对工人说:“你们没看到上面写着禁止吸烟吗!”但是这位总裁并没有这样做。他走过去,递给每个工人一支香烟,说:“如果你们能到外面去吸烟,那我真是感激不尽”。工人们马上意识到自己违反了规定,并且非常感激总裁委婉、善意、包容的“批评”。

社交技巧是形成良好人际关系必不可少的因素。据研究,人际关系大多数与个性品质和认知水平有关,在人际关系上成功的人,往往都具有较高的社交技巧。个性品质和认知水平是人际交往的基础,社交技巧是建立人际关系的手段和方法。社交技巧可以通过后天习得,主要包括倾听的技巧、沟通的艺术、情绪的控制、礼仪修养等。

在人际关系中,除了上述几点重要的影响因素外,其他因素,如空间距离的接近性、背景的相似性、性格的互补、时间因素的影响也不容忽视。时间因素不仅关乎人际交往的频率,而且涉及交往时机的应用。选择适当的时机开展人际交往,可起到雪中送炭的作用。因此,研究人际关系的影响因素,应将各方面综合起来加以考虑。

第二节 护理工作中的人际关系

情景导入

小王和小刘是某医学院校护理专业同班同学,大四实习在同一家医院。两人理论知识掌握情况、技术熟练程度都相差无几。在实习的过程中小王与带教老师及其他医务人员经常沟通,人际关系良好;小刘则很少与其他人交往,与带教老师及其他医务人员关系一般。毕业时她们实习所在医院招聘护士,两人都参加了应聘,小王如愿以偿留了下来,而小刘则落选了。

请思考:

1. 小刘没有被聘用的原因何在?
2. 小王的经历对你有什么启示吗?

一、护理人际关系概述

“人的本质并不是单个人所固有的抽象物。在其现实性上,它是一切社会关系的总和。”

——马克思

人际关系是客观存在的,人不能离群生活。现代社会,人际关系已经成为一种开放性的多维网络结构,护士也必然存在于此。现代化的护理服务以服务对象的健康为中心,护士就需要与医疗机构中的各部门人员配合与协调,建立良好的人际关系网络,从而更好地为服务对象服务。

(一)护理人际关系的概念及意义

1. 护理人际关系的概念　护理人际关系是护理人员在护理工作中形成的多种网络人际关系的总和,是护士为了满足社会医疗护理需求,与服务对象、家属及医疗机构各部门人员建立起来的合作关系。

2. 护理人际关系的意义　科学地建立和处理好各种护理人际关系,不仅对护理人员的情感需求、职业体验以及责任、权利、利益有重要意义,也对每个服务对象、医疗机构乃至整个社会医疗环境,有

笔记

着重要的现实意义。

(1) 有利于营造良好的健康服务氛围：在社会群体的交往中，人与人之间的交往会形成不同的社会心理氛围。在护理工作中，护士与服务对象及医疗机构各部门人员间相互理解、相互信任和友爱，会促进良好气氛的产生。这种良好的心理气氛，一方面可以使护士合理的心理需求得到满足，有利于产生积极的职业体验，增强职业稳定性；另一方面能帮助服务对象减轻、解除或转移恐惧、焦虑、紧张等不良情绪，从而更好地帮助服务对象恢复健康。

(2) 有利于提高护理工作质量和效率：良好的护理人际关系有利于护士与护士，护士与其他医务人员之间的团结协作，有利于发挥医疗护理群体的整体效能，提高护理工作效率。良好的护理人际关系可以使病人积极主动地参与配合，使护理工作顺利进行，减少及避免医疗纠纷，提高护理工作质量。

(3) 有利于陶冶护理人员的情操和性格：人际交往的过程，是人际双方在认识上相互沟通、情感上相互交流、性格上相互影响、行为上相互作用的过程。护理人员建立和发展各种人际关系的过程也是陶冶情操、净化人格的过程。良好的人际关系可以使护士丰富和发展自己的个性，促进知识结构更新，不断完善自我。

(4) 有利于贯彻以人为本的护理理念：满足服务对象的整体需要，关注病人的整体性、自主性是以人为本的护理理念的具体体现。良好的护理人际关系有利于护士积极与服务对象及其他医务人员配合，了解和满足服务对象的身心需求及社会支持，从整体上为服务对象服务。同时也是生物 - 心理 - 社会医学模式在临床实践的要求。

(5) 有利于促进护理学科的发展：建立良好的护理人际关系，一方面可以帮助护士明确专业要求，促进服务对象的康复；另一方面，利于护理管理，发展护理科研，利于护理教育及实践；同时，通过与服务对象及其他医疗专业人员的交流，可以帮助护士拓展专业知识，改进思维方式，发展护理专业。

（二）护理人际关系的特征

护理人际关系，作为人际关系在医疗护理情境中的具体体现，其发生和发展过程遵循人际关系的一般规律，但由于交往双方的角色、地位和交往情境具有独特的属性，因而在发展过程中也将呈现不同的特征。

1. 专业性　是指护理人际关系具有明确的专业目的。护理人际关系与普通的社交性人际关系不同，建立护理人际关系的目的是为了解决特定的专业问题，完成特定的专业任务。在护理人际关系中，不论是与服务对象，还是与医生、其他护士或医务人员的关系，都属于专业关系，是因为共同的专业目的而相互联系在一起。

2. 时限性　护理人际关系的时限性是由护理工作的专业任务、特定时间跨度及性质所决定。时限性在护患关系上表现得最为突出。病人入院，关系开始建立，病人康复出院，关系便宣布终止；而护士与护士、护士与医生及其他医务人员的专业关系持续时间虽然很长，但就某一专业任务而言，仍具有时限性。

3. 多面性　随着护理专业的不断发展，护士的角色越来越多，角色范围也在不断扩展。护士在工作过程中既要从事临床工作，还要承担预防保健、宣传疾病知识、进行康复指导、提供卫生咨询等任务。护士在行使这些专业职能时，需要与各种各样的人接触交往，面对多方面的人际关系。

4. 复杂性　人际关系中的每一方都有自己的社会文化背景及生活经历，有自己特殊的生理、社会文化、精神心理需求，具有高度个性化，增加了护理人际关系的复杂性及处理难度。

5. 协作性　在护理人际关系中，涉及护士、服务对象、家属、医生以及其他人员，若想完成护理专业目的，必须要建立良好的人际关系，从而相互协调合作完成。

6. 社会性　医疗模式的转变使护理服务对象从住院病人扩展到社会人群。因此，护士与病人间的人际关系带有社会关系的性质。护理人际关系的处理应遵守社会关系处理的基本原则，维护病人的基本权益，维护所在医院形象及社会整体利益。

二、护理工作中人际关系的主要类型

护理工作中人际关系是多层次的，主要包括护士与服务对象之间的关系、护士与医生之间的关系、护士之间的关系以及护士与其他医务人员之间的关系。

笔记

（一）护士与服务对象之间的关系

护理服务过程中涉及多方面的人际关系，但其本质是以服务对象为中心延伸开来的，即护患关系。护患关系是护理人际关系的核心，也是影响护理人际关系平衡的最重要因素。

1. 护患关系的概念　护患关系是护理工作过程中护士与服务对象形成和发展的一种工作性、专业性和帮助性的人际关系，有广义和狭义之分。广义的护患关系是指围绕服务对象的治疗和护理形成的所有人际关系，包括护士与服务对象、医生、家属及其他成员之间的关系。狭义的护患关系仅指护士与服务对象之间在特定环境及时间内互动所形成的一种特殊关系。

2. 护患关系的基本模式　护患关系模式是医学模式在护理人际关系中的具体体现。可依据护士和病人双方在共同形成的人际关系结构中所发挥的作用、心理方位、主动性及感受性等因素的不同，划分为以下三种：

(1) 主动 - 被动模式：是一种以疾病为中心的护患关系模式，其特征是"护士为服务对象做什么"。在此模式下，护士处于主导地位并具有不容置疑的权威性，服务对象处于被动接受护理的从属地位，需要服从护士的处置与安排。护患双方存在显著的心理差位。只适用于昏迷、休克、精神病、智力严重低下的病人及婴幼儿等，需要护士具有高度的责任心、耐心及良好的职业道德。

(2) 指导 - 合作模式：是以病人为中心的护患关系模式，其特征是"护士告诉服务对象应该做什么和怎么做"。在此模式下，护士仍处于主导地位，服务对象处于被动、配合地位。适合于重病初愈、外科手术恢复期的病人等，护士需要具有良好的职业道德，高度的工作责任心，还要具备良好的护患沟通及健康教育技巧。

(3) 共同参与模式：是以健康为中心的护患关系模式，其特征是"护士积极协助服务对象进行自我护理"。在此模式下，护患双方处于平等地位，共同参与护理过程和决策实施过程。主要适用于慢性病病人，此类服务对象意识清醒，对疾病的康复治疗及护理知识比较了解。因此，护士应尊重病人的主动权，恢复病人在长期患病过程中丧失的信心和自理能力，提高其生活质量。

在临床实践中，每种类型都有其特定的适用范围，选择哪一种关系模式不仅取决于服务对象的疾病性质，而且需考虑到服务对象的心理状态、文化水平、医药知识差异等。此外，每种类型也不是固定不变的，而是随着病人病情的变化，可以由一种模式转向另一种模式。

3. 护患关系的影响因素　护患关系的根本目的是为了能够更好地使服务对象恢复、保持或促进健康。主要影响因素有以下几种：

(1) 护士因素：部分护士服务态度不良，服务意识淡化；工作责任感缺乏；理论知识不扎实，护理技术不熟练；心理素质不强大，缺乏适应性。另有研究表明护士的仪表、言行也是影响护患关系的重要因素。

(2) 服务对象因素：部分服务对象认为护士水平低，对护士不信任；服务对象普遍存在焦虑心理，甚至对事物的认知、分析产生偏差；服务对象常常对医疗费用、治疗效果及医务人员的操作产生质疑等都不利于护患关系的建立和发展。

(3) 医院及社会因素：医院的环境、科室设置、人员的安排、管理的水平等都可能影响护患关系；医疗保健供需矛盾，卫生法律法规建设相对滞后等也是影响护患关系的不可忽视的因素。

4. 促进护患关系对护士的要求　在促进护患关系向良性方向发展过程中，护士起着主导作用。因此，为了促进护患关系的和谐发展，护理人员应注意以下几点：

(1) 保持健康的生活方式和良好的情绪：一名合格的护理人员应该拥有健康的生活方式、健康的体魄和健康的心理状态，对服务对象产生积极的影响，从而利于疾病恢复。

(2) 具有丰富的理论知识和娴熟的操作技术：护士必须具有扎实的专业理论知识和熟练的护理操作技能，并在护理工作中不断吸取新知识、新技能，提高护理水平，适应新形势下的护理模式。

(3) 尊重服务对象和适当的移情：在护患关系中，护理人员应当尊重服务对象的权利和人格，真诚关爱和理解对方，适当的移情，使其感到温暖和得到情感支持，促进护患关系的良性发展。

(4) 掌握倾听与沟通技巧：有效沟通是护理工作顺利进行的基础，也是建立与发展良好护患关系的前提。护理人员需要注意倾听服务对象的生理、心理、社会等多方面的健康需求，达到有效沟通，从而促进护患关系的和谐发展。

笔记

(二) 护士与医生之间的关系

护士与医生是工作中密切合作的两个团队，处理好医护关系是保证医疗护理工作效果和效率的重要保障。

1. 医护关系的概念 医护关系是指在医疗护理过程中，医护双方建立与发展的工作性人际关系，其实质是一种群群关系。

2. 医护关系基本模式 随着护理专业的发展，医护模式主要经历了从被动、从属到独立、合作的过程。具体如下：

(1) 主导 - 从属模式：受生物医学模式的影响，护理活动是以疾病为中心，医护之间主要是以医生为主，护士为辅，医护之间从而形成了主导 - 从属模式的医护关系。

(2) 独立 - 协作模式：随着护理专业的不断成熟与发展，护理已经成为一门独立的学科，在医疗护理工作中，护士与医生共同发挥着重要作用。在医疗过程中，医生起主要作用，是疾病诊断治疗的主导者；在护理过程中，护士考虑生理、心理、社会、文化等多方面因素对服务对象实施整体护理，是健康的恢复和促进者。医生护士各司其职又要精诚协作，才能达成维护人类健康的目的。

3. 医护关系的影响因素 医生与护士都有各自的专业角色以及相应的角色期待，在双方的合作中可能出现理解分歧，从而影响医护关系，具体表现如下：

(1) 医护双方存在心理不平等：受传统因素影响，部分护士习惯了机械地执行医嘱，习惯了对医生的服从和依赖；也有一些年资高、经验丰富的护士，对年轻医生不尊重、不配合；还有部分高学历护士，过于强调专业的独立性，不能很好地与医生合作，不能平等地正视自身角色。

(2) 医护双方欠缺理解：医疗和护理分属两个不同的专业，有各自不同的学科体系，特别是在专业发展日新月异的今天，若双方沟通不畅，容易造成对彼此专业的不理解。

(3) 护士压力过重：目前来看，中国的医护人员比例失调，护士偏少。同时，服务对象对护理质量的要求越来越高。护士工作压力过重，使其没有过多的精力去和同行沟通以致产生误解和矛盾。

(4) 权力与利益之争：医护双方拥有独立的专业自主权，但有时也会因为沟通协调不及时，使对方感到自主权受到侵犯。例如，医生认为医嘱是医生的事情，不需要护士的干预，而护士认为自己有权对不合理的医嘱提出意见，从而发生自主权争议而引发矛盾。同时，医生与护士均是医院的主力军，他们之间因立场不同，可能会影响医护关系，甚至引发医护冲突。

4. 建立良好医护关系的方法 通过相互理解与交流，可以解决医护之间的矛盾及冲突，护士应该在医疗环境中发挥人际主导作用，以建立和谐的医护关系。

(1) 相互尊重：医生与护士是平等合作的关系，目的是促进服务对象的健康。因此，医护间应彼此理解对方专业特点，尊重其专业的自主性，从而主动配合对方的工作。

(2) 有效沟通：虽然医疗与护理关系密切，但并不是所有医生都能完全了解护理专业的特点。因此，需要护士主动进行宣传，与医生保持有效沟通，增加医生对护理专业的理解和支持。

(3) 真诚合作：医生与护士是良好合作的同事关系，其工作目的都是促进服务对象恢复健康，双方之间只是分工不同，没有高低贵贱之分，更没有孰轻孰重之别。因此，在合作过程中应相互理解、并列互补、真诚合作。

(4) 坚持原则：在医疗护理工作中，护理人员需要扮演服务对象的代言人的角色。当医护双方遇到争议问题时，护士应以诚恳的态度，向医生做好耐心细致的解释工作，既应坚持原则，又要取得合作。

(三) 护士之间的关系

对护理群体而言，构建和谐的护际关系有利于提高护士自身素质，保持护士身心健康，提高护理质量。

1. 护际关系概念 护际关系是指在医疗护理工作中，护理人员之间的人际交往关系。交往目的是为了更好地为服务对象服务。建立良好护际关系可以增强护理群体内聚力，适应医疗过程的多样性，防止医疗过程中的角色偏差。

笔记

2. 护际间的人际矛盾 护理人员由于知识水平、工作经历、工作职责等各不相同，在交往中会产生不同的心理状态及人际关系，甚至引发矛盾和冲突。

(1) 护士与护士长的人际矛盾：护士希望护士长业务能力强，并能信任、帮助自己，一视同仁；护士长希望护士钻研业务，乐于奉献，支持科室工作。因此，由于双方所处角度及对对方的期望不同，容易发生矛盾。

(2) 新老护士之间的人际矛盾：年轻护士精力充沛、动作迅速、理论基础扎实，但专业思想不稳定、业务不熟；资深护士临床经验丰富、专业思想稳定、业务精湛，她们在工作中应相互学习，形成良性竞争，但若是双方缺乏有效交流，不能相互理解与体谅，必然会导致矛盾的产生。

(3) 护士与护理员的人际矛盾：护理员主要是一些仅经短期专业培训的人员，专业知识缺乏、稳定性差、地位低，希望得到护士的尊重。部分护士对待护理员不够尊重，甚至还当众斥责，必然会引起双方矛盾。

(4) 护士与实习护士的人际矛盾：两者之间既是师生关系又是同事关系，人际交往关系一般较好。矛盾主要表现在部分实习学生学习态度不认真，甚至可能造成护理差错或事故，致使有些护士不愿意参与带教的工作。

3. 促进护际关系的策略　护际关系是护士良好修养和护士长管理艺术的体现。护士之间应该做到相互协助、相互配合，创造良好的工作氛围。

(1) 提高管理艺术和水平：护士长作为护际关系的核心人物，应该以身作则，了解每位护士的个性特征和特长，一视同仁，做好帮助、指导、协调及引领工作，尽可能用非权力性影响力感染下属，使之心甘情愿为组织的目标而努力服务。同时，每位护士作为自我管理者，应学会如何进行自我管理，管理自己的时间、自己的言行，更重要的是管理好自己的情绪，要宽以待人、严于律己。

(2) 建立团结协作的工作关系：各层次护士间应该相互体谅、相互支持，护际之间自然会形成一种团结协作、和谐向上的工作氛围。新老护士之间应该做好传、帮、带工作，创造良性竞争环境；护士与护理员之间应该相互理解、配合、尊重；护士与实习生之间要互帮互学、教学相长。

(四) 护士与其他医务人员之间的关系

护士在工作中的交往还涉及众多与其他人员的关系。如护士与医疗卫生行政部门人员的关系，护士与辅助科室的医技人员和后勤保障人员的关系等，需要护士理解各层次人员由于工作性质不同、专业不同、看问题角度不同、处理问题的方法不同所引起的差异和矛盾。在工作过程中与各层次、各专业人群保持良好的协作互助关系，充分发挥护士在健康服务体系中的人际枢纽作用，更好地为服务对象的健康服务。

三、护理工作中人际关系的基本规范

规范是指约定俗成或明文规定的标准。如道德规范、操作规范、语言规范、行为规范等。人际规范是指人们相处交往时行为道德的标准，或称做人的规矩。它受社会舆论、信念、传统习俗、道德、文化教育等制约。

护理工作中人际关系的基本规范是护士进行人际交往的行为准则。遵循这些准则，能够协调彼此间的关系，利于解决人际关系中出现的各种问题。护理工作中人际关系的基本规范包括以下方面：

(一) 坦诚互信，积极交流

“坦诚”从辞源学分析，指不隐瞒、不修饰地还原本相与本真，包括与他人，与自己。心胸坦诚、襟怀坦荡之人大多能赢得良好的人际关系。积极交流，则可以架起良好人际关系的桥梁。在护理工作中应做到真诚对待他人，礼貌接受他人意见，并主动与人进行沟通。

(二) 尊重人格，平等待人

尊重人格是每个公民必须遵循的行为准则之一。尊重他人、平等待人才能建立真诚互信的关系，也能使自己获得尊重与肯定；反之，歧视和不尊重不仅给他人带来伤害，也会造成人与人之间的矛盾和敌意，使人际关系恶化。树立人格平等的观念，培养尊重他人，平等待人的意识和态度，形成与人交往中不卑不亢、实事求是、不以贫富贵贱智愚差别待人的品质。

(三) 诚实谦让，文明礼貌

文明礼貌待人，是人的基本修养。同时，诚实谦让的交往，能增进人们相互之间的信任与团结友

笔记

爱。不嫉贤妒能，对他人的批评能虚心接受，善于合作。对他人始终诚实谦让，礼貌热情，举止端庄，语言文明。当然谦让应该是有原则、有分寸的，是与人通融的谦逊低调，是识大体、顾大局的理性谦让。

（四）竭诚服务，不谋私利

医务工作者要有奉献精神、仁爱之心，竭诚为促进人类健康服务。南丁格尔说“护士必须有一颗同情的心和一双愿意工作的手”。在医疗护理实践中，一切从病人的利益出发，不谋私利；当个人利益与集体利益相冲突，可以舍小我，顾大局，不存私心，不谋私利，做正直、善良之人。

（五）实事求是，不弄虚假

实事求是，是科学态度的体现。护理工作直接为人的生命和健康服务，护士的道德水准与基本规范直接支配和影响护理行为，并对患者的生理、心理产生影响。因此，对护理工作中的每一项检查、操作，必须严肃认真，一丝不苟，在任何情况下都不能弄虚作假；对于护理工作中的失误或差错事故，不隐瞒，不推卸责任，做到如实报告，及时纠正，勇于从失误中总结经验教训，树立严谨的科学态度和审慎的工作作风。

（六）恪守信誉，保守秘密

在护理工作中，无论是医护关系、护患关系还是护际关系，我们面对的对象是人。护理人员应当深刻认识到，保护隐私既是职业道德的要求，也是法律的要求和应尽的义务。在诊疗护理活动中，通过增强医护人员自觉尊重患者隐私的意识，避免病人就医时的尴尬，有利于建立和谐的护患关系。

（刘　杨）

思考题

张先生，因颅脑损伤入院，入院后意识不清，经治疗护理，半个月后意识清醒，病情好转，病人继续住院进行康复治疗，直到病人出院。

请思考：

1. 本案例经历了哪几类护患关系的行为模式？
2. 不同的护患关系模式各适用于什么样的病人？对护士有什么不同的要求？

思路解析　　扫一扫，测一测

第五章 人际沟通

05章 PPT

学习目标

1. 掌握人际沟通的原则和影响因素。
2. 熟悉人际沟通的概念。
3. 了解人际沟通的特点、作用和类型。
4. 能正确运用人际沟通的原则，在人际交往中营造良好的沟通氛围。
5. 具有基本的人际沟通能力，在人际交往中建立良好的人际关系。

人们在个人生活、社会交往、商务职场等领域花费时间、消耗精力来建立人际关系，并期望在人际交往中获得认同感、归属感、获得感和幸福感，而沟通是一切人际关系得以建立的根本途径。可以说，人际沟通是建立人际关系的基础，是维系人际关系的手段。

情景导入

小王是一名即将毕业的护生，她报考了自己梦寐以求的一家三甲医院的规范化培训护士，并通过了理论和操作考试，顺利进入面试环节。在面试即将结束时，她说："本人是以最诚挚的心意来应聘的，希望将来规培毕业后能得到贵医院急诊科护士岗位一职。因为我很欣赏贵医院的管理，非常严谨和人性化，一贯尊重护理人才。所以希望贵医院好好考虑一下我的建议。"昨天，小王得到消息，她落选了。

请思考：

1. 小王为什么落选？
2. 影响人际沟通的因素有哪些？

第一节 人际沟通概述

沟通是信息发送者遵循一系列共同规则，凭借一定媒介有意识或无意识地将信息发送给信息接收者，并通过反馈以寻求达到互相理解的过程。沟通的结果不仅使双方互相理解、相互影响，还能建立起一定的关系。

一、人际沟通的概念

人际沟通（interpersonal communication）是指人们在共同活动中，把彼此有关的信息传递给对方，

笔记

进行知识、思想、观念和感情交流的过程。它是沟通的一种主要形式，主要是通过言语、仪态、表情、环境和社会距离等来实现的。

完整的人际沟通包括以下含义：①沟通是一个双向、互动和理解的过程；②沟通是分享信息、传递思想、交流感情、表达愿望；③沟通的目的是尽可能达到准确理解彼此信息的含义，影响对方的思想和行为。

二、人际沟通的作用

人际沟通被视为人际交往中的润滑剂，是人们生活中建立良好的人际关系不可或缺的活动，具有满足生理需求和心理需求、正确认识自我、建立良好的人际关系、决策以及促进社会和谐发展等作用。

（一）满足生理需求

人际沟通对维持人的正常生存十分必要。人最基本的生理需要一般包括衣、食、住、行和繁衍种族的需要等，要获取这些生存资源，难免要与他人通过沟通建立一定的关系。对沟通的需求是从婴儿出生起就客观存在，并伴随人的一生。医学研究证明，当人们长期处于缺乏人际交流时，他们的身体健康状况将恶化。例如，贫乏的人际关系会危害冠状动脉的健康，其危害程度与高血压、高血脂、过度肥胖、吸烟与缺乏运动等一样严重。因此，通过人际沟通，建立和谐的人际关系，人们既可以获取生存资源，也可以减少孤独感及伴随而来的健康问题。

（二）满足心理需求

美国心理学家墨里·亨利提出：人的心理需要包括成就需要、亲和需要、探索和好奇需要。探索和好奇需要主要由环境刺激引发的内在驱力；成就需要是人们对自己认为重要的或有价值的工作力求达到完美的内在驱力；亲和需要是人们都渴望获得关心、友谊、爱情、陪伴、被接纳、被肯定、被需要、受重视、支持与合作等的内在驱力。后两者都需要通过有效的人际沟通，帮助人们准确感知现实，调节情绪，增强自控力，保持社会交往和人际关系和谐，从而获得群体归属感和安全感，有利于身心健康。如果缺少了与他人的沟通，喜欢孤独、离群索居、不愿与人交往，容易出现心理失衡，甚至会出现丧失运动技能、精神压抑和幻觉等症状。

（三）正确认识自我

人际沟通是人们进行自我探索、自我肯定及正确认识自我的重要方法。人们对自身的认识都来源于和他人的互动，别人就像一面镜子，可以通过其反应和回馈，看到清晰的自我画像，从而了解到自己的形象、特质、优势和劣势等。因此，人际交往越广泛，镜子就越多，回馈信息也越多，人们看到的关于自己的画像越清晰，对自己的认识更深刻，对自己的评价更客观。此外，人们还可以通过他人的评价或与他人对照比较，有意识地调整和发展自我概念，有助于找到自己的社会位置，扮演好自己的社会角色。

（四）建立良好的人际关系

人际关系以感情心理为基础，沟通活动使人与人之间的人际关系得以建立、发展和维持。但有些人际关系像是稳定的海洋性气候，而有些像热带雨林气候，时而平静，时而狂暴，人际关系受当时情绪和情感的影响。创造良好的沟通氛围，主动了解对方的需求，建立同理心，给予对方充分的尊重、信任、肯定、鼓励，讨论而不争辩，提升沟通品质，人际关系将更加密切。

（五）有助于决策

人们每天无时无刻不在做决策，不论是生活中日常事务的决策，还是事业发展、团队管理，或是人与人的相处中，决策的行为关乎每一项事务。对于这些决策，无论是我们自己能够决定的，还是要和他人商量后再做决定的，都需要沟通。沟通满足了决策过程中促进信息的交换和影响他人的功能。

（六）促进社会和谐发展

沟通提高了社会群体的向心力、凝聚力，良好的社会人际关系可提高生产力，促进社会形成健康和谐的氛围，有助于人类社会不断向更高层次发展，向更宽的领域拓展。

笔记

三、人际沟通的特点

在人际交往中，了解人际沟通的特点，选择合适的沟通途径，运用恰当的沟通技巧进行沟通，有助于提高沟通的有效性。

（一）目的性

在人际沟通中，沟通双方进行的信息传递和情感交流都有各自的目的、动机和立场，都在不断地设想和判定自己所发出的信息会得到什么样的回答。比如，护士与新入院的病人亲切交谈，主要目的是表达对病人的尊重、关怀、体贴和同情，收集整理病人疾病资料，进行护理评估，确定病人需要，建立和谐友好的护患关系，为后续的治疗和护理工作奠定基础。

（二）象征性

人际沟通的象征性通常表现在沟通的手段具有象征意义。一般说来，沟通主要借助语言或非语言两类符号进行，这两类符号往往被同时使用，两者可能表达一致，也可能互相矛盾。在一定社会环境中，这两类符号都能表达出沟通者的喜、怒、哀、乐、悲、思、愁、恐、惊等象征意义。比如恩格斯在马克思的追悼会上说："当我们进去的时候，便发现他在安乐椅上睡着了——但已经永远地睡着了。""睡着了"应用了讳饰的修辞手法，恩格斯慢而低沉的声音，表达了他面对并肩作战的好友逝世后悲痛万分的心情。护患交流时，面对护士的微笑表情和点头等信号时，病人能感受到那是一种积极的符号，表示护士态度和善、友好，认真地倾听，有所领悟和附和，鼓励病人继续说下去。所以，微笑、点头是表示对交谈具有兴趣的一个普遍的、很好的"晴雨表"。

（三）动态性

人际沟通是一个动态过程，双方都处于不断的相互作用中，几乎是同时在传送与接收信息。正如在人们的沟通交流中，所看到对方的不只是一种面部表情，而是一组表情，这些面部表情动作中的一种或两种与音调、手势等其他身体语言信号不断地结合，这样彼此的沟通成为相互的刺激与反应，就决定了沟通的动态性。同样，人们借助语言进行沟通时，倾听者的语言是对讲述者语言的反应，同时也是对讲述者的刺激，而这个过程又是在不断变化的。

（四）关系性

沟通不是单一、独立存在和发生的，沟通具有一定的关系性。人际沟通不仅是双方分享信息，也是彼此间关系的表达，包括沟通者之间情感的亲疏和控制关系层面的互补与对称。人际关系类型决定了沟通内容和方式的选择。例如，两人之间处于互补关系要比处在对称关系时所获得的沟通效果好。

（五）习得性

从某方面讲，基因组成等生物因素对于沟通风格有一定的影响。但沟通能力、沟通方式和技巧等都可以通过后天的学习和训练得到提升。学习是人类生存和发展的基本途径，通过观察榜样，学习、模仿、总结他人有效的沟通技巧，哪怕是一句话、一种表达方式或是一个观点的交流都是学习。只要我们结合情境，勤学苦练，沟通能力一定会提高的。

（六）符号共识性

只有信息发送者和信息接收者应用统一或近似的编码译码系统才能实现有效沟通。也就是说，人际沟通双方应有相同的非语言符号系统和相同的语言、词汇、语法体系，而且对语义有相同的理解。人们对语义的理解在很大程度上依赖于沟通的环境和社会背景，以及沟通者的社会、政治、信仰、职业、文化水平和地位等因素。因此，相同的文化背景、职业领域的沟通更顺畅，更能相互理解。

四、人际沟通的原则

在日常生活中，沟通是最普通的事情，但对于同一情景、不同的人，或是不同情景、相同的人来说，人际沟通方式和沟通效果都有差异。人际沟通就像需要舞伴的舞蹈，舞蹈效果取决于同伴的参与和配合。即便两个都是舞蹈天才，如果彼此不能很好地配合对方的动作，也很难获得成功，人际沟通也是如此。因此，遵循沟通的原则很重要。

笔记

（一）换位思考

孔子说："己所不欲，勿施于人。"学会换位思考，即站在对方的立场上，感受和理解对方的情绪、立场和感受，站在他人的角度思考和处理问题。

评价任何事物都没有绝对的标准，标准在于自己对事物的理解和认同度。沟通过程中，如能设身处地、将心比心，了解并重视他人的想法和感受，不轻易否定对方，就容易找到解决问题的方法。尤其在发生冲突和误解时，当事人如果能够把自己的观点放在对方的观点之后，多想一想对方的看法，在理解对方立场和初衷的前提下统一标准，进而求同存异、消除误会，是达到有效沟通的关键。

（二）恰当使用身体语言

研究发现，人在一言不发的情况下也会不经意地流露真情实感，但是多数人全然不在意这些信号，于是在沟通中出现很多障碍和不愉快。身体语言在沟通交流中占有重要地位，不仅能作为口语的补充，而且通常还能主导交谈的进行。例如交谈时，声调的变化、身体前倾或后仰的姿势、眼睛眨眼次数等，能体现出一个人的感觉和想法，如信任感、期待感等，直接影响着沟通的结果。因此，身体语言的正确表达是一个非常重要的原则。

（三）富有情感的交流

人是感情动物，人们期待充满爱的相处，爱能融化心理的恐惧、忧虑，带给人温暖和鼓励。与病人沟通时，护士的语言充满爱的情感，最能打动病人，彼此在心理上相互接纳、尊重对方、理解对方，才能去专注聆听、耐心交流，真实的情感交流让对方感受到真诚、坦然，从而愿意进行顺畅的交流，达到有效沟通的目的。落实治疗和护理措施时，护士的服务充满关爱的情感，能帮助病人消除身体上、心理上和精神上的病痛。

（四）满足对方需要

沟通是相互的交流，不是单纯的信息传递和表达，满足对方的需要是进行有效沟通的关键。任何人的思想产生都有其内在的根源，只有真正满足对方内在和外在的需要时，双方的谈话气氛、语气才会融洽，沟通才能达到目的。例如，当重症监护室病人家属没在规定时间要求探视病人，护士拒绝家属探视时既要说明原因，又要满足病人家属的需要，即把病人的详细情况告知家属，让其心理和情感上的需要得到满足。每个人都想参与到沟通中，陈述者应保持虚心交流的心态，不时询问对方的意见，不要想着如何改变对方的观点，试图强加意见给对方，尽量求同存异，达成共识。

第二节 人际沟通的类型

人际沟通有语言性人际沟通和非语言性人际沟通两种方式。语言性人际沟通是指以语言和文字符号系统实现的沟通，包括有声语言沟通（口头语言沟通）和无声语言沟通（书面语言沟通）。非语言性人际沟通是借助于仪容、服饰、眼神、表情、身体姿势、动作、社会距离和环境等符号进行的沟通，包括静态语言、动态语言和副语言等。

一、语言性人际沟通

语言带有情绪，所有语言都是心声的表达，是人们最直接的交流工具。语言性人际沟通就是使用语言、文字符号赋予一定意义的方式进行信息传递的过程，包括口头语言沟通和书面语言沟通（written language communication）。

（一）口头语言沟通

口头语言沟通，简称口语沟通（oral language communication），是最常见、最直接、最方便、最有效的沟通方式，可以通过面对面谈话、讨论、调查、会议、电话、讲课和演说等方式进行。口语沟通传递速度快，反馈及时，降低了在信息交流中发生误解的可能性，并且提高了沟通的有效性，但是不可备查。其影响因素包括：

笔记

1. 词汇 又称语汇，是指语言里所有词和固定短语的总和。如果每个人都用相同的方式使用词汇，语言就变得容易学习和使用。但事实上，对我们而言，非常清楚的信息却使其他人困惑。当人们站在不同的角度给同样的词汇赋予不同的意义时，就可能产生模棱两可的误解。因此，护际间交流时，可使用医学专业术语，用词力求科学、准确；护士与病人交往时，应根据病人的社会文化背景，用词恰当规范，用语贴切自然，尽量避免使用医学专业术语，多用解释性语言、指导性语言和安慰性语言与病人交流，以取得病人配合，减轻病人的心理负担，建立良好的护患关系。

案例分析

“面”不是“饭”

何某，男，60岁，建筑工人。诊断：肾结石。拟定于次日行肾实质切开取石术，责任护士小张给病人行术前准备，并告知手术前的注意事项。在饮食方面，小张告诉病人：“您明天上午要手术，从今天晚上8点开始，不要喝水，不要吃饭。”病人表示明白护士的意思。第二天术前，手术室护士询问病人：“你吃东西没有？”病人非常自豪地回答：“我可听你们护士的话了，没喝水，没吃饭，半夜吃了一小碗面。”护士和医生听了哭笑不得，只能将手术延期。病人感到特别委屈：“你们只说不要喝水，不要吃饭，面又不是饭，没说不能吃面呀？肚子饿了，怎么有体力承受手术嘛！再说半夜吃的，现在应该已经消化了吧。”

请思考：

1. 事件发生的原因是什么？如何避免上述情况的发生？
2. 如果你是护士小张，你会怎么跟病人沟通呢？

2. 语速 语速的快慢会影响人们接收信息：语速过快，会让人有催促的感觉；语速过慢，容易让人走神，注意力不集中；合适的语速，口齿清晰，语言流畅，能让人听起来舒服，加深理解。例如，临床护士忙于及时完成各种护理工作，对病人的询问缺乏耐心，或解答时语速过快，显得急躁而容易造成误解，从而导致发生问题时矛盾升级。一般情况下，语速保持在150~300字/min比较合适。

3. 语调和声调 语调是说话时语音高低轻重配制而形成的腔调。声调是音节的高低升降形式，主要是由高音决定的。人际沟通中，每一句话的语调和声调，都是口头语言的重要组成部分，能表达说话者的态度和感情，比如说话者是愉悦还是愤怒，是友好还是有敌意，也有助于我们确定说话人是否有影响力及其表述的信息是否有说服力等。语调和声调应自然大方，不做作，切勿忽高忽低，因为其变化可以使字面相同的一句话具有完全不同的含义，甚至大相径庭。

4. 其他因素 学会倾听、赞美和反馈是口语沟通中的重要因素。

有研究证明，成年人在一天的时间里，花在听、说、读、写四种沟通能力上的时间百分比分别是：听53%，说16%，读17%，写14%。与其他的沟通形式相比，我们确实花了很多时间在倾听别人讲话。从人际沟通的角度来讲，倾听的过程要经历听到、专注、理解、回应和记忆等五个层次。倾听就是解读别人所说信息的过程，同时需结合对方的眼神、表情、副语言、动作等非语言线索，全面掌握信息，真正听出“话外之音、言外之意”，理解对方的真实意图。妨碍口语沟通顺畅进行的首要原因就是不会倾听，人们常常表现为假装在听、选择自己感兴趣的内容听和防卫性倾听等，均不利于沟通的正常进行。另外，信息量过大、心不在焉、外界噪声的干扰、先入为主的错误假设和缺乏倾听技巧都很难让人做到有效倾听。所以，我们要掌握积极倾听的技巧，做一个有效倾听者。

赞美是对他人长处的一种肯定。通常每个人在心底都期待别人赞美自己。世界上没有什么语言比赞美更令人愉快，用赞美来激励一个人，往往会起到意想不到的效果。例如，观察病情过程中，护士对病人细微的康复表现或积极配合的态度、做法进行鼓励，对于建立有效的人际沟通会产生正向的推动作用，病人在愉悦的感受中与护士的交流将更加顺畅。

及时有效的反馈是有效沟通的必要条件。反馈需要注意：①不在对方情绪激动时反馈意见，尤其是双方的意见不一致时。例如，当护士为病人静脉穿刺时没有成功，面对病人的抱怨和批评，护士首先要重视对方的感受，安慰病人、倾听病人的诉说，而不是迫切说明自己的技术没问题，把问题推给病

笔记

人。②避免全盘否定性的评价，或者向沟通对象“泼冷水”，即使不同意对方的意见、做法。例如，在护士与医生配合的工作中，常会有不同的治疗、护理意见。当意见相左时，注意力不要放在否定的一面，而是要找到积极方面的一致性，这样为医护人员的有效沟通创造了良好氛围，达到统一意见的沟通目的。③使用描述性而非评价性的语言，对事不对人，避免把对事的分析处理变成对人的褒贬。既要使沟通对象明白自己的意见和态度，又要有助于对方行为的改变。例如，护士对患儿进行洗胃操作时，患儿哭闹，家长不能很好地配合，结果护士多次插胃管都没有成功，引起患儿家属不满意。此时，护士沟通时注意不要去抱怨家长和孩子不配合的问题，而是要在安慰患儿的同时再次指导患儿家属如何配合。

口语沟通也有一定缺陷。比如，在接收信息的过程中，每个人都可以根据自己的理解，按照自己的方式对信息进行删减和诠释。所以，当信息传递结束时，其内容有可能与原本的含义存在重大偏差，内容的失真程度较大。

案例分析

生死 26 分钟，“120”女接线员挽救一个生命

2016年11月22日，《长江日报》通过官方微信报道了《丈夫没了呼吸，妻子求“120”别挂电话，生死 26 分钟保持通话》，后经数十家媒体官方微信转载报道，感动了 4700 万网友。这篇报道完整地插入了 26 分钟急救接线员指导病人妻子抢救生命的录音。

录音中的工作人员叫刘清，是武汉市急救中心“120”的一名接线员。2016 年 9 月 24 日 10 时 33 分，刘清接到一个女人哭喊着叫救护车的急救电话，这是她做“120”接线员 7 年以来接的最长的一个电话。丈夫在家中心脏骤停，其妻拨打“120”求救。刘清一面调度车辆出发救人，一面指导妻子为病人做心肺复苏。“您好，35 号为您服务！”“您不要着急，我同事正在给你派车，现在我来指导您急救。他清醒吗？有呼吸吗？……”“仔细听好了，让他平躺在地上，拿开枕头，让我来教您怎么做胸外按压，一只手放在他的胸口，就是两乳头连线的中点……可以做吧，一二三四，一二三四……”“按压 30 次，吹 2 口气……”“您坚持这样做，做到急救医生接手，我现在先挂电话，待会儿救护车司机会跟您联系。”从急救电话打进起，妻子四次脆弱地请求刘清不要挂断电话。每一次，刘清都是温柔而肯定地回答：“好，我不挂。”并给予妻子耐心指导和鼓励。“我是在帮你，你做的是对的。”“别慌，我不挂。”……整整 26 分钟的生死营救中，刘清始终不挂断电话，选择坚守在这位茫然无措又渴望帮助的妻子“身边”，妻子持续按压，直到救护人员到达现场。随后，病人被送往医院，心跳已停近 1 小时，被诊断为心肌梗死。最终，病人转危为安，创造了生命的奇迹。

请思考：

1. 沟通的类型有哪些？上述情景呈现了什么沟通类型？
2. 刘清不挂线指导，可能影响其沟通效果的因素有哪些？

（二）书面语言沟通

书面语言沟通是借助书面文字材料进行的信息交流与传递，沟通者可以通过阅读和写作来进行沟通。主要涉及的有信函、广告、传真、报告、备忘录、论文、期刊、著作、布告、便条等。它具有比口头语言沟通更为正式、逻辑性强、有形展示、便于持久保存、可备查阅的优点。不足之处是缺乏灵活性，一旦形成正规的出版物就具有严肃性、规范性和法律效应，即使有错也不能及时修改或不可以更改；缺乏互动性，缺乏特定的情境和语气，对信息的整体性感受不如口语沟通；准备起来费时，作者需要不断学习和积累，并具备良好的写作能力。书面语言沟通时需注意：

1. 格式　书写格式要正确、规范。无论哪一种书面语言表达方式都有固定符合礼仪要求的格式，是对文字内容的正确表述，也是对沟通对象的尊重，这样的表达方式增强了书面沟通的效果。

2. 词汇　词汇选择要恰当、准确。恰当的语言是沟通的有效桥梁，也能够被阅读者正确理解，保证沟通顺利进行。

笔记

3. 字迹 字迹要清楚、整齐，给人以舒适的印象，包括打印字体、字号的选择，以及手写体的字迹工整、字面整洁、避免错别字等。

二、非语言性人际沟通

非语言性人际沟通先于人类的语言性人际沟通，它是人与人之间通过与语言、文字无关的途径所呈现的信息，可以占到沟通信息量的2/3，即使在使用语言时，往往也包含非语言沟通（non-language communication）。常见的非语言信息符号包括体态符号、伴声符号，文字的字体、大小、粗细、工整或潦草以及物化、活动化、程式化的符号等。当然，人们不会总是故意发出非语言沟通的信息，许多非语言行为是无意识的，但同样真实地表达出人的思想和感情。当肢体语言所传递的信息与语言不符时，往往肢体语言反应的更真实。所以，在人际沟通交流中把握非语言沟通的行为方式，有助于倾听者对信息的理解。

非语言性人际沟通包含动态语言、静态语言和副语言等。

（一）动态语言

动态语言沟通可根据所使用的符号系统分为眼神、表情、仪态等。

1. 眼神 在人际交流中一般会先注意对方的眼神，然后再看其他方面。眼睛是“心灵的窗口”，一瞬间的注视能体会出对方表达信息时的情绪和态度，如是否真诚、自信、有说服力等。比如，在发言时，如果表达不流畅，眼神会不时地向下俯视，整理好思路，拿定主意后会再次注视对方。因此，在谈话时，保持视觉的接触是建立良好沟通的关键细节。相反，如果没有恰当的视觉接触，很容易让对方认为沟通者缺少信心、懒散、消极，为彼此的沟通设立障碍。除此之外，注视对方的部位也是沟通的一个重要细节，以看对方的眼睛和鼻子之间的三角地带为宜，这样做可以让别人感到舒服、自然，增加沟通的愉悦感，达到较好的效果。瞳孔的放大与缩小除了环境因素的自然影响，在交流沟通中反映了一个人内心情感和态度。眨眼的次数、频率对内心情感的反映也是真实、不可忽略的。

2. 表情 脸和眼睛是人身体上受到最多关注的部分，但并不表示它们的非语言信息是最容易解读的。其实，人类的面部表情极其丰富，有几千种。自然流露的面部表情反映出内心的情感，潜在的真实情感是无法掩饰的，成为人与人之间沟通的最重要的活动。真诚、兴奋、惊讶、害怕、生气、厌恶等心理现象，都可以在面部表现出来。通常，真诚的表情不会持续超过5秒，否则我们可以怀疑它的真实性。紧张时，面部往往会“脸红”和“肌肉抽动”；快乐和惊讶表现在眼睛和下巴；生气表现在额头、眉毛和下巴；伤心和害怕表现在眼睛里；厌恶表现在下巴和嘴角。

微笑是最有感染力的交际语言，是放之四海皆准的最美“名片”，是个体内心世界的反映，善意、亲切、愉悦、温馨的表情，可以表达出高兴、赞许、同意、同情等许多信息。自然、真诚、适宜、适度的微笑可以给他人留下美好的心理感受，从而融洽交往氛围，是传情达意、增进友谊的有效方法。

因此，在人际交往中，面部表情对语言表达起到补充作用，甚至可以取代语言信息，人们可以通过表情来表达自己的情感、态度和思想，也可以通过表情理解和判断对方的情感与态度，从而进行有效的人际沟通。

3. 仪态 仪态是人们在活动或交往过程中所表现的各种姿态，包括站姿、坐姿、行姿、蹲姿、手势、点头、鞠躬等行为举止。与表情和眼神相比，仪态能更清晰地表达信息，也可帮助我们理解信息。一个人的仪态是否规范得体，直接反映人的内在素养，也会影响他人对个体的印象和评价，它就好像一面折射镜，能使人既见其外又窥其内。不同的身体姿态传递出的信息可以是积极的，也可以是消极的，直接影响沟通的效果。比如标准的身体站立姿势，传递的信息是大方庄重、令人信任的。在这种印象下的口头语言表达就会显得更加有说服力和信任感，为建立良好的人际沟通做了很好的铺垫。相反，耸肩驼背、歪头含胸的站立姿势容易给人不自信、胆怯、不敢担当的印象，再华丽的语言文字也会显得苍白无力，无法顺利地进行人际沟通。在护理工作中，当护士和病人交流时，眼神和表情亲切柔和，同时身体保持向前倾的姿势，表明服务态度是积极热情、重视关切的。相反，坐在椅子里身体后仰的姿势，自身感觉很舒服，但是所传递出的是傲慢、慵懒、无礼的消极信息。

（二）静态语言

静态语言是指以服饰、妆容、环境、空间和时间等一些处在相对稳定状态下的非语言信息。

笔记

1. 仪表服饰 常以静态无声的形式参与到沟通中，表达出着装人的思想观念、经济状况、社会背景以及个性特征。服装款式、色彩的不同搭配能反映出人的不同情绪和情感。色彩艳丽、款式新颖的着装表示情绪兴奋，情感愉悦美好，适合出席娱乐或者喜庆的场合，与人交谈时会让对方的心情愉悦、轻松，有利于达到有效的沟通效果。沟通者注重自己的仪表服饰，既是自我形象维护，又是对别人的尊重，会给对方留下自信、向上的良好形象。

2. 环境 在人际沟通交流中，交流双方所处的周围环境也对沟通效果起着微妙的作用。人们通过对室内物品布局、物品摆设位置、标识语、图片、灯光、颜色等环境的人性化设计，为人际间的沟通交流顺利进行、达到沟通目的做好铺垫。例如，病室内安置柔和的灯光，使病人紧张的情绪得到一些舒缓；病区内温馨的提示语“为了您和家人的健康，请按规定时间探视病人”，会让病人家属更愉悦地接受医院的制度；病室内墙面颜色或者护士着装设计为淡蓝色，有很好的镇静效果，有利于病人的情绪平静，还可以降低血压，平稳呼吸，使肌肉得到放松；在洗漱间设置扶手、防滑垫等人性化的环境设计细节，都能对医护和病人之间的沟通起到良好的促进作用。

3. 空间距离 在人际交往中，每个人在心理上限定了属于自己的空间，就形成了空间距离，又称人际距离。交流时距离的远近可以体现关系的亲密。美国人类学家爱德华·霍尔曾说：“空间也会说话。”他通过研究动物和人的生活领域，提出了“近体学”或“人类空间统计学”的概念，认为在沟通时互动双方的空间距离由近及远可以分为四个层次：亲密距离为 0.45 米以内；个人距离为 0.5~1.2 米；社交距离为 1.2~3.5 米；公共距离为 3.5 米以上。空间区域的划分因文化的不同而不同，在美国所认为或认同的个人距离，在拉丁美洲国家可能被人们视为社交距离甚至公共距离。空间距离的设定对沟通的效果起到了微妙变化，能够让对方感受到对他感兴趣、关心和重视。例如，当护士对一个术后病人进行查房时，如果护士走到病人床旁与病人交流，距离保持在 1 米以内，身体保持前倾姿势，传递出的信息是护士愿意照顾他、关心他，在乎他的感受。此外，交谈双方座位的方位也体现了双方的关系。

4. 时间 时间作为非语言的表现形式，主要是我们根据沟通者对待时间的态度来判定沟通者的性格、观念和做事的方式，从而选择适宜的时间进行交流，以达到有效的沟通。例如，当护士询问病人病情时，不宜选择在病人休息时间或者是病人情绪激动、发怒时。

（三）副语言

副语言又称辅助语言，社会科学家用副语言来形容非语言的声音信息，它不仅包括音质、振幅、音调、停顿、流畅、语气和速度等声音要素，还包括哭声、笑声、叹息声、打喷嚏和咳嗽声等功能性发声。运用副语言，可以使相同的字词表达出各种不同的意思。在一个句子中，可以经由副语言的使用使得说话者的意思有所不同。

第三节 人际沟通的影响因素

在人际沟通中，影响有效沟通的因素有很多，既有沟通时所处的环境及沟通发生的组织和媒介因素，更有来自信息发出者和信息接收者的个人因素。

一、环境因素

环境会影响沟通双方对信息的表达和理解，影响沟通效果。通常，选择适宜的沟通场所、营造安静的环境、保持合适的距离更有利于沟通成功。

（一）适宜的场所

沟通场所的大小、光线、温度、湿度、气味以及环境布置的色彩等物理因素常常会影响沟通者的情绪和沟通效果。沟通场所过大，给人一种缺少安全感和亲切感的印象，拉大了彼此间的心理距离；场所过小，给人压力感和不舒服感；在公共场所，或同事、朋友、亲友或陌生人等其他无关人员在场，沟通内容涉及隐私或一些敏感话题时，会影响沟通的深度和效果。因此，沟通者在进行沟通前应选择大小合适、无人打扰的场所，营造安全、舒适、和谐的沟通氛围，有助于实现沟通目标。

笔记

（二）安静的环境

环境安静是保证口语沟通的必备条件。常见的环境噪声有机械噪声、电磁性噪声、气体动力噪声和与沟通无关的喧哗声等，这些噪声都将影响沟通的顺利进行。噪声及干扰物会造成沟通者神经系统和心理上的不良反应。在神经系统方面，表现为急躁、易怒；从心理方面来说，会引起注意力分散、记忆力下降，导致心情烦乱、情绪不稳，甚至忍耐性降低、脾气暴躁等。在病区，为了给病人创造安静的休养环境，医护人员应做到四轻：说话轻、走路轻、操作轻、关门轻。

（三）合适的距离

沟通者之间的距离不仅会影响沟通过程中的气氛，还会影响沟通者的参与程度。沟通双方距离较近，容易形成融洽合作的气氛，双方参与程度高，沟通效果好。

二、个人因素

影响人际沟通的个人因素主要包括生理因素、心理因素、文化因素和语言因素等。

（一）生理因素

由于沟通者身体原因会对其心理、情绪、思维产生影响，从而不能进行有效的沟通，间接影响沟通的效果。

1. 永久性生理缺陷　感官功能不健全，如听力、视力障碍；智力不健全，如智力障碍等。与这些特殊对象进行沟通交流时应采取特殊的方式，如提高音量，加大光线强度，借助盲文、哑语等。

2. 暂时性生理不适　包括疼痛、饥饿、疲劳、气急等，这些因素使人在沟通时难以集中注意力，当这些生理不适消失后，沟通又能正常进行。

3. 年龄　年龄也是影响沟通的因素之一，如同龄人有大致相同的经历，沟通相对容易。

（二）心理因素

在日常生活中，沟通活动常常受到人的认知、个性、态度和情绪的影响。

1. 认知　认知是指一个人对于发生于周围环境中的事件所持有的观点。由于每个人的经历、教育程度、生活环境等存在差异，从而导致每个人认识的深度、广度、类型不尽相同。一般而言，知识面广、认知水平高、生活经历丰富的人比较容易与他人沟通。

2. 个性　一般情况下，热情、直爽、健谈、开朗、大方、善解人意的人容易与他人沟通；而冷漠、拘谨、内向、固执、孤僻、以自我为中心的人很难与他人沟通。

3. 态度　态度是行动的前提，受价值观的指导，是为人处世的基本原则。诚恳、谦虚、积极的态度有助于沟通的顺利进行，而缺乏实事求是的态度可导致沟通障碍。

4. 情绪　情绪是极具感染力的心理因素，直接影响沟通效能。一般而言，轻松、愉快的情绪可增强沟通者沟通的兴趣和能力；焦虑、烦躁的情绪将干扰沟通者传递和接收信息的能力。当沟通者处于特定的情绪状态时，常会导致对信息的误解；当沟通者处于愤怒、激动状态时，对某些信息会出现过度的反应；当沟通者处于悲痛、伤感时，对某些信息会出现淡漠、迟钝的反应，从而影响沟通的效果。

（三）文化因素

文化包括知识、艺术、信仰、法律、习俗、习惯、价值观以及其他能力，它规定和调节人的行为。不同的地域环境、社会阶层和文化背景的人很容易在语言表达、非语言表达、沟通风格、文化理解等层面产生差异，使沟通双方产生误解，影响沟通效率，甚至造成沟通障碍。受文化因素的影响，大部分西方人表达直接，喜欢选择正式的场合和较完整的纵向与横向沟通渠道进行沟通，而大部分东方人表达含蓄、隐晦，喜欢采取非正式的沟通方式，注重从上至下的沟通。当沟通双方的文化传统存在差异时，理解并尊重对方的文化传统将有利于提高沟通效率。

（四）语言因素

人的思想意念和语言文字都非常复杂，使得语言文字的表达范围和人们使用它、理解它的能力都具有很大的局限性。当沟通双方存在文化差异或使用的语言不同，对同一事物的表达和理解不一致，可导致信息传递不全、不准确等，会直接影响沟通效果；沟通者口齿不清、地方口音重、语法错误、语义不明、语构不当、措辞不当等都会阻碍沟通。

（李晓兰）

笔记

思考题

早上，护士进行常规护理查房。某病室内有两名病人，护士长和护士进入病室时，还在谈论着前一个病房病人的严重病情，言语中表达了无奈和惋惜，脸上也流露出灰心丧气的表情。谈论中，护士们经过1号病床，只是简单的问候了一下1号床病人，然后径直走向2号病床。1号床病人看着走过去的护士欲言又止，刚刚带有笑容的表情止住了。2号床病人是一个术后病人，护士们仔细地询问了病人情况，护士长和护士们觉得病人没什么问题，一边走一边小声讨论着，转身离开了病室。

请思考：

1. 护士刚进入病室时哪些语言行为为沟通设下了障碍？
2. 护士与1号床病人的交流属于有效沟通吗？

05章 思路解析

思路解析

05章 扫一扫,测一测

扫一扫，测一测

笔记

第六章 护理工作中的语言沟通

06章 PPT

学习目标

1. 掌握护理语言沟通的内涵。
2. 熟悉护理语言沟通应遵循的原则。
3. 了解护理语言沟通的目标。
4. 能正确运用语言沟通技巧,在护理工作中建立良好的人际关系。
5. 具有日常沟通的基本能力,获得交往活动的成功。

语言是人类最重要的沟通工具。语言,是在满足人类的社会交际需要的基础上而产生、存在和发展的,它是维系人际关系的纽带,是人类交往的工具。西方医学之父希波克拉底早在公元前400年说过:"医学有两件东西可以治病,一是药物,一是语言。"

情景导入

王女士,30岁,文艺工作者。昨日下午5:00以慢性胆结石急性发作入院,拟行手术治疗。次日,护士小李来到病人床旁做术前宣教。

王女士愁眉苦脸地说:"护士,我究竟得了什么病,到底能不能治好呀?"

护士小李安慰道:"您别担心,您患的是慢性结石胆囊炎,是一种常见病,我们做过很多这样的手术,我相信您不久就会好起来的。"

王女士摇摇头,不断叹气,表示不愿意做手术。

小李劝说道:"按您的情况,手术是最好的治疗方法。很多女性不愿意手术是担心会留下瘢痕,不好看。您不会也有这种想法吧?"

王女士马上应和道:"对、对、对,你说做我们这行的,要是留下瘢痕,多难看呀!"

小李解释道:"我们采用的是腹腔镜手术,创伤小,修复几年后切口几乎看不出来。您一定要加油,您可是粉丝们心中的偶像呀!"

最后,护士小李指导王女士:"您好好休息,晚上8:00以后不要吃任何食物,也不要喝水。"王女士点点头。

请思考:

1. 护士小李与王女士的交谈有何作用?
2. 案例中语言的运用是否符合护理语言沟通的原则?

笔记

第一节 护理语言沟通概述

在护理工作中语言是沟通的钥匙，护理人员通过语言沟通采集病史、收集资料、核对信息，进行心理护理、健康教育等。可以这样说，语言沟通贯穿于护理工作的始终。

一、护理语言沟通的内涵

在社会交往中，语言是人类特有的一种交往工具，是人类文明的重要标志，是传递信息的第一载体。随着护理学的发展以及整体护理模式的实施，语言在护理工作中的作用越来越被人们重视，护士如果不掌握语言沟通技巧，将在护理工作中寸步难行。

（一）护理语言沟通的含义

护理语言沟通是指在护理环境中护理人员与病人或其他相关人员之间以语言为中介进行沟通交流的行为，它以护理过程中护理人员的言语行为为主要研究对象。在护理环境里，透过人类最直接的、最形象的、最活跃的思维表现形式——语言，人们能深切感受到始终贯穿于护理过程的人文关怀和医学的人文本质。

（二）护理语言沟通的意义

语言是思维的工具，也是交流的工具，是人类文明成果的结晶。随着医学技术的进步、社会的发展，医学逐渐由单纯的生物医学模式转变为生物 - 心理 - 社会医学模式，护理科学也被引向新的发展方向——即护理学不能只求了解病体，同时必须了解病人并与之沟通。因而，良好、畅顺的护理语言沟通，不仅可以全面、科学地传达、解释、反馈医学信息，而且可以有效调适病人心理情绪，缓解护患矛盾，建立和谐的护患关系，取得疾病治疗的最佳效果。

二、护理语言沟通的原则

语言沟通一定涉及两个或更多的人，护理人员作为沟通的发起者能够在特定态度下坚持相应的沟通原则，是决定良好沟通效果的核心影响因素之一。

（一）尊重性原则

尊重性原则是指护理人员尊重病人的人格，用平等的态度与方式进行沟通。具体而言，尊重要求承认病人作为个体的独特性、自主性，接纳其不同于自己的价值观、人生态度、生活习惯、行为模式、宗教信仰等，尤其包括对疾病、疾病治疗和预后的恐惧、焦虑等常见的负面情绪与行为。病人的负面情绪与行为表现在护患交往过程中，可能带给护理人员压力与不适应，因而引发护理人员为消除心理不适而贬低病人的不尊重态度及其支配下的行为。

（二）通俗性原则

与病人交谈时应坚持通俗性原则，即根据病人的认知水平和接受能力，用形象生动的语言，浅显贴切的比喻，循序渐进地向病人传授健康保健知识。护理人员在与病人交谈时，忌用医学专业术语或医院内常用的省略语。如为癌症病人实施心理健康咨询时，可以把免疫学说中对癌细胞的抵御作用形象地比喻为“总司令（大脑）亲自调遣和指挥着军队（免疫系统），抗击外来敌人的侵犯”等。

（三）科学性原则

其一，护理人员在交谈中引用的例证或资料都应有可靠的科学依据。不要把民间传闻或效果不确定的内容纳入健康指导。其二，护理人员在交谈中不要歪曲事实，不要把治疗效果扩大化，也不要为了引起病人的高度重视而危言耸听。

（四）委婉性原则

委婉是指人们为了使对方更容易接受自己的意见，以婉转的方式表达语义的方式。护理人员对病人不是任何情况下都应该实话实说的，尤其是在病人的诊断结果、治疗方案和疾病预后等问题上，更要注意谨慎、委婉。谈及病人的死亡，护理人员应尽量避免使用病人或病人家属忌讳的语言。需要考虑选择运用什么语气，采用哪一种句式，运用什么言辞，以及修辞方法等，以减轻病人的心理负担，

笔记

减少和防止护患纠纷的发生。

(五) 严肃性原则

严肃性原则是指护理人员语言的情感表达应具有一定的严肃性，要使人感觉到端庄、大方、高雅，在温柔的语态中要带几分维护自尊的肃穆，才能体现出“工作式”的交谈。如果说话声调过于抑扬顿挫或者很随便，或肢体语言过多且矫揉做作，都会给人以不严肃的感觉，致使病人产生不信任感。此外，护理人员在工作期间不要与病人漫无目的的长时间闲聊。

(六) 真诚性原则

真诚性原则本来是人际交往的基本原则，但在护患交往过程中尤其重要。真诚性原则的含义是开诚布公的交流，沟通时不讲假话、不演角色、不将自己隐藏在专业角色后面、不是例行公事，而是表里一致、真实可信地与病人沟通。比如护士不要企图在病人面前扮演一个无所不知、无所不能的拯救者角色，而是按照“知之为知之，不知为不知”的方式行事。

真诚性原则实际上体现在对人对己两个方面，是积极乐观地应对人类的疾病问题和接受人类在自然面前存在着能力限制的人生态度的综合体现。在对待职业活动时，护理人员知道自己在现有条件下能够走多远，同时也清楚地认识到医学能力的极限所在。在对待病人时，及时向患者与家属说明情况，提出恰当的要求、建议，解释相关的疑惑，给予适当的心理关怀与支持。

(七) 幽默性原则

幽默可以改善血液循环，激发免疫功能，增强机体抵抗力。许多接受过幽默治疗的病人说，幽默是一剂良方，使人从痛苦的经验和情绪当中挣脱出来。护理人员根据环境气氛，病人的病情、性格适当运用幽默，可以有效地表达护理人员的意见，调动病人的愉悦情绪，取得事半功倍的效果。

三、护理语言沟通的注意事项

人与人交谈，遇到的问题就是交谈的话题和内容，哪些话题可以谈，哪些话题应避免。

(一) 话题的选择

1. 交往中宜选的话题　①拟谈的话题；②格调高雅的话题；③轻松愉快的话题；④时尚流行的话题；⑤对方擅长的话题。

2. 忌选的话题　①非议党和政府；②涉及国家秘密与行业秘密；③非议护理对象；④背后议论领导、同事与同行；⑤格调不高的内容；⑥涉及个人隐私和忌讳的话题。

(二) 语言沟通“四不宜”

1 不宜打断　当对方说话时要等对方把话说完再插话，否则会被认为是没有教养的表现。

2. 不宜补充　每个人都有抒发情感、说出自己意见的权利。当别人发言表达个人看法时，最好的办法就是聆听。你可以发表自己的见解，但补充对方会产生你比别人懂得多、喜欢出风头的误会。所以，一般情况下不补充对方。

3. 不宜质疑　接受对方就不能质疑对方的言语，这是谈话双方相互信任的前提。

4. 不宜纠正　对方有简述自己意见的权利，你也有表达观点的权利，除非是原则问题，一般情况下不纠正对方。

第二节　护理语言沟通的类型

语言是维系人际关系的纽带，是人际交往的工具，护士恰当的沟通语言能有效缓解病人的病痛，解除病人的疑虑，增强战胜疾病的信心。护理语言沟通常见的类型有口头语言沟通和书面语言沟通。

一、口头语言沟通

口头语言沟通是人们利用有声的自然语言符号系统，通过口述和听觉来实现的。口语沟通被语言学家称为是“说的语言和听的语言”，是使用历史最久、范围最广、频率最高的言语交际形式。

笔记

（一）说话

说话是最普通、最常见的语言沟通形式。说话的“质量”，决定着沟通是否有效，交流能否进行，交往是否顺利，人际关系是否和谐。

1. 说话的特点

（1）情境性：情境，即由说话过程中多种因素构成的说话环境，包括对象、说话原因、时间、空间等。为了使表达内容和表达形式与情境相适应，说话须根据沟通情境来选择话题和组合话语。“在什么山唱什么歌”的俗语，就是指日常与人交往时，要注意所处的情境。

（2）得体性：得体，即说话时要注意接受者与自己的关系以及接受者当时的心理状态。同样一句话，可因说话者的语气或语调、说话对象、两者的心情等的不同，所表达和接收的信息也不相同，其结果也不会相同，故说话要注意场合。

2. 良好的说话素养

（1）说话文雅礼貌，敬语运用恰当：俄国哲学家赫尔岑说“生活里最重要的是要有礼貌”。社交离不开说话，社交艺术在很大程度上是运用语言的艺术。要使自身的说话文雅动听，重要的是要使用规范的尊称、敬语、雅语、谦词。

（2）说话清晰准确，言谈含蓄幽默：要做到发音规范、吐词清晰，语气谦和、声音适度，言简意赅、幽默风趣。

（3）说话讲究礼节，懂得尊重对方：要做到说话要看对象，看场合，因人因地而异；亲疏有度，保持距离；有礼有节，禁用忌语。

（二）交谈

交谈，即交谈双方（或多方）以对话的方式进行思想、感情、信息交流的活动过程。人与人之间需要沟通，而护患沟通的一个很重要的方式就是交谈。

1. 交谈的含义　交谈是以口头语言为载体进行的信息交流。如护士向病人询问病史资料、健康状况，护士之间交流思想和工作情况，科主任向护士了解病房的情况等。可以面对面交谈，也可以通过电话、网络等形式进行。

交谈是人的知识、聪明才智和应变能力的综合表现，具有很强的临场性、现实性和及时性。良好的交谈比美酒更令人陶醉，比音乐更令人振奋，它能帮助人们增加知识、获取信息、解决问题和达到目标；也能帮助人们冰释前嫌、消除误会、增进友谊和改善关系。

2. 交谈的特点

（1）使用广泛、沟通迅速：口头语言沟通是运用最广泛的沟通形式，只要两个或两个以上的人愿意交谈，交谈就可以进行，不受年龄、性别、文化程度等因素的影响，不受时间、地点等因素的限制，既可面谈，也可以通过电话、互联网等交谈，方便快捷。但交谈的深度、效果、持续时间和是否达到目的等会受到一定因素的制约。

（2）话题多变、灵活多样：一般说来，交谈是一种比较随意、轻松的语言交际方式，特别是在非正式交谈时。它既不像谈判那样庄重，又不像辩论话题那么集中，也不像回答问题那么紧张。交谈可以就一个话题或几个话题同时展开讨论，也可以在交谈的过程中随时改变。而且交谈的时间、地点、对象、方式和策略也会因人、因事、因时而变化。交谈双方是信息发送者，也是信息接收者，听说兼顾，角色也在不断地变化。

（3）运用口语、通俗易懂：交谈时所说的话一般都没有经过刻意修饰。由于人们在交谈时，主要是考虑语义的确定，对语言的形式考虑较少，因此具有句意明确、句式简短、词和复句较少的特点。同时，由于交谈双方有着特殊的交际场景，对交谈的内容或多或少有着共知的条件，所以存在着有些话不必讲得太清楚、太详尽，就能达到沟通的目的。

（4）双向沟通，听说兼顾：交谈双方既是信息发出者，也是信息接收者，所以在交谈的过程中，双方要诚恳、谦让，要顾及对方的感受和需要，要努力寻找双方共同喜爱的话题，适时控制说与听的深度与广度，才能保证交谈的进行。交谈双方在交谈过程中自始至终都是说与听的统一体。如果一方得不到对交谈内容的信息反馈，交谈就可能中止。因此，交谈的实质是交际双方信息发出与反馈的相互过程。

笔记

(5) 即兴发挥、随机应变：交谈双方在交谈过程中都需要把交谈的内容迅速转换为口语方式传递给对方，即在说的时候要想，在听完之后能说，做到出口成章，衔接流畅。

(6) 借助体态，辅助交流：交谈时双方不仅可通过语句表达信息内容，还可以通过面部表情、目光、手势、姿势、点头等肢体语言辅助交流。

3. 交谈的基本类型

(1) 根据参与交谈的人数可分为个别交谈与小组交谈：①个别交谈是指在特定环境中两个人之间进行的信息交流。交谈的内容主要是双方感兴趣的话题，要求表达者有心，理解者有意，“心”与“意”契合，方能获得成功。现实生活中的护患交谈、医患交谈、护护交谈、父子交谈、师生交谈等均属这种类型。②小组交谈是指三人或者三人以上的交谈。小组交谈最好有人组织，一般控制在 3~7 人，最多不超过 20 人。参与交谈的小组可以是有意形成的小组，这种小组交谈的主题明确，目的性较强，如护士对住院病人进行健康宣教，科室内的病历讨论等，都有较强的目的性；也可以是无意形成的小组，这种小组交谈可以没有主题，一般是根据交谈当时的场景提出交谈内容，如等候在手术室外的数名患者家属，可以围绕患者的手术状况进行交谈，也可以围绕医院的收费进行交谈。

(2) 根据交谈的场所和接触情况可分为面对面交谈和非面对面交谈：①面对面交谈，由于交谈的双方同处于一个空间，都在彼此的视觉范围内，所以可以借助于表情、手势等肢体语言来帮助表达观点和意见，双方的信息表达和接收更准确，护患之间的交谈多采用这种方式。②非面对面交谈，双方可以不受空间和地域的限制，也可以避免面对面交谈时可能发生的尴尬场面，使交谈双方心情更放松，话题更自由。

(3) 根据交谈双方目的的一致性可分为向心型交谈和背心型交谈：①向心型交谈属于平行会话类型，多采用协商式的交谈方式。交谈双方的立场可能不同，但需要沟通的目标相同。如医生与就医者的交谈。②背心型交谈的方式是对立的，常见于日常生活和一些特殊情境中。如司法诉讼中原告与被告的辩护，学术讨论中两种对立观点的争执。

(4) 根据交谈的主题和内容可分为一般性交谈和治疗性交谈：①一般性交谈是为了解决一些个人社交或家庭问题而进行的言语交流。交谈的内容没有限制，非常广泛。交谈者可以根据交谈对象选择话题，也可以根据话题选择特定的交谈对象。②治疗性交谈具有明确的专业目的，是指为了达到解决健康问题、促进康复、减轻病痛、预防疾病等目的，医护工作者与服务对象进行的交谈。

4. 良好的交谈素养

(1) 原则：真诚是交谈的基本原则，具体体现在四个方面，即尊重、关心、理解与鼓励。

(2) 态度素养：①要用友善的态度对待交谈对象，并对交谈的事物及所从事的工作表示出浓厚的兴趣。②交谈时将愉快之情溢于言表，始终充满兴致，谦和地微笑，不将自己的不快带到谈话中。③成功的谈话，需要冷静的态度和轻松的情绪，以及灵活多变的方式。④谈话要讲究策略，慎思在先，是策略之精髓所在。⑤礼貌的举止和语言、谈吐得体、良好的风度均是必不可少的。

(3) 交谈的艺术：交谈的艺术主要包括幽默、委婉、模糊与暗示。①幽默：谈话中的润滑艺术，可使谈话有趣而意味深长。②委婉：谈话中的软化艺术，亦称婉转，即不直接说明本意，而用委婉含蓄的话来暗示。在交谈中运用委婉语可采用旁敲侧击，间接提示，先肯定、再否定，多用设问句、不用祈使句，表达留有余地等方式。③模糊：谈话中的回避艺术，是语言表达的策略。即谈话者故意说出的语意模糊之语。④暗示：谈话中的“点化”艺术，即含蓄的话语给人以启示。

5. 护患交谈中的常用语言

(1) 指导性语言：是指当病人不具备医学知识或者医学知识缺乏时，护士采用一种灌输式方法将与疾病和健康保健知识有关的内容教给他们，使其配合医护人员的工作以达到康复目的的一种语言表达方式。在旧的医学模式中，部分护士常常忽略应用指导性语言来加强护患之间的信任，对病人的提问不是一问三不知，就是用“去问医生”的回答来解脱。随着新型医学模式的需要，绝大多数护士的服务理念也发生了明显的转变，她们愿意运用自己的专业知识为病人提供必要的专业指导，愿意尽自己最大的努力去满足病人的需求。

(2) 解释性语言：是指当患者提出问题需要解答时，护士采用的一种语言表达方式。每个人在患病以后，都会因为生理上的痛苦和心理上的不良反应，出现情绪低落和情感脆弱等现象，会对自己的

笔记

身体和疾病给予更多的关注，并且非常希望能从医生护士那里获取与疾病有关的更多信息，以减轻自己的心理压力。因此，当病人或病人家属提出各种问题时，护士应根据病人的具体情况，给予恰如其分的解释。如有一位因炎症导致白细胞升高的病人，把自己的病与白血病相混淆，从而因极度恐惧而产生轻生的念头，护士仔细询问并了解情况以后，向病人进行了及时的解释，使患者放下包袱并且积极配合治疗。

(3) 劝说性语言：是指当病人行为不当时，护士对其采用的一种语言表达方式。如患者在病房内吸烟，护士如果采用简单的命令性或斥责性语言，会使患者感到不舒服，如果采用劝说性语言，对患者晓之以理、动之以情，向患者讲清吸烟的危害及对疾病治疗的影响，患者就比较愿意接受。

(4) 鼓励性语言：是指护士通过交流，帮助病人增强信心的一种语言表达方式。临床护理工作中，主要在两个方面对病人进行鼓励，一是病人跟自卑作斗争的过程，通过鼓励增强其自尊和自信；二是当病人犹豫不决时，通过鼓励促使其采取正确行动。护士可以用成功的经验或实例对病人进行鼓励，切忌盲目的、不切实际的鼓励。

(5) 疏导性语言：主要用于心理性疾患的病人。护士在工作中应用疏导性语言能使病人倾吐心中的苦闷和忧郁，是治疗心理障碍的一种有效手段。当患者受挫时，护士通过婉言疏导，可以让病人把心里话说出来，使病人感觉心里舒畅和满足。

(6) 安慰性语言：是一种使人心情安适的语言表达方式。护士安慰性语言的使用，可以在护患间产生情感的共鸣，进而稳定病人的情绪，帮助病人克服暂时性的困难，树立战胜疾病的信心，有利于疾病的治疗与康复。护士在使用安慰性语言时态度要诚恳，对病人的关心和同情要恰如其分，并设身处地的为病人考虑，避免过分做作。最巧妙的安慰方法就是在安慰中予以鼓励。

(三) 演讲

1. 演讲的含义　演讲又称演说、讲演，是一个人在公共场合向众多人，以口头表达为主，借助手势、体态、语音语调等非语言表达手段，公开向听众发表自己的见解和主张，以达到感染人、说服人、教育人的目的，是一种艺术化的语言交际形式。

2. 演讲的特点

(1) 广泛性：演讲作为社会公众交往活动，可以在短时间内向许多人传递不同的信息，是有效的沟通手段。无论男女老幼，均可成为演讲的听众主体。

(2) 鼓动性：有人说没有鼓动性的演讲就不是演讲，这话并不夸张。演讲要以理服人，就必须以情动人，必须具有较强的鼓动性。无论是从形式上、内容上、效果上，演讲都是一个情感交融、互相渗透、引人深思、发人深省、鼓动人心的过程，即使是一般教育性的演讲，也应该点燃听众热爱生活的激情，达到宣讲道理、统一思想、赢得支持的目的。

(3) 针对性：演讲是演讲者与听众共同完成的活动。因此，演讲者的主题必须与现实生活紧密结合，针对听众关心的问题或感兴趣的问题进行演讲。此外，演讲的内容也要因人因时而异，不要对不同的听众讲同一个话题。

(4) 艺术性：演讲具有语言美感、形象美感和音乐美感等艺术性。演讲的艺术性主要是通过丰富的演讲语言词汇、形式多样的句式表达和富有文采的情感宣泄等方面表现，也可以通过仪表、表情、手势等非语言方式进行表达。

3. 演讲的基本类型

(1) 按演讲形式可分为命题演讲、即席演讲和论辩演讲：命题演讲，是指根据指定的题目或限定的主题，经过充分准备后进行的演讲。即席演讲，是一种未事先准备，无现成讲稿，因事而发、触景生情、乘兴而起的演讲。论辩演讲，是一种为自己辩护，反驳他人的语言角逐，也是命题演讲与即席演讲的综合运用。

(2) 按演讲内容可分为工作演讲、礼仪演讲、生活演讲、校园演讲：工作演讲，包括述职报告、就职演说等。礼仪演讲，包括欢迎词、答谢词、开幕词、开业典礼致词等。生活演讲，包括自我介绍、生日贺词、聚会词、婚礼贺词等。校园演讲，包括开学及毕业典礼词、学生竞选演讲、校庆演讲等。

(3) 按演讲目的可分为传授性演讲、说服性演讲、鼓励性演讲和娱乐性演讲：传授性演讲，演讲的目的是传递信息，对演讲主题没有异议。说服性演讲，演讲目的是说服一些持有反对意见或态度不明确的听众，使他们赞同或支持演讲的观点或主张。鼓励性演讲，演讲的目的是激励说服人们为信仰采取行动，如募捐、献血，或为某项工作加倍努力。娱乐性演讲，演讲的目的是活跃和调动现场气氛。演讲者多采用幽默语言，偶尔也涉及一些真实可靠的消息，如庆功宴、生日宴等。

4. 良好的演讲素养

(1) 口语表达：演讲过程中使用亲切自然、活泼生动、悦耳动听、通俗易懂、感情强烈的语言。演讲口语要求清晰、流利、丰富多彩、有条不紊。演讲者的语言只有通过抑扬顿挫、轻重缓急、错落有致的修饰，才能变得生动、富于音韵美，从而引起听者的兴趣。

(2) 体态表达：体态语言是人类社会的信息载体，也是演讲语言不可或缺的组成部分。演讲者要善于运用动作、表情来提示演讲的主题，表达内心丰富的情感。演讲体态表达的基本要求是：准确、优美、适度。

二、书面语言沟通

书面语言沟通是人们通过文字分享信息、思想和情感的过程，是以文字形式标注的有声语言，是将有声语言从“可听性”向“可视性”的延伸和扩展。

(一) 护理书面语言沟通的含义

护理书面语言是护理人员在护理过程中所书写的文字形式，它应用于护理工作的各个环节，包括病室报告、各种护理病历及护理记录等，是护理工作不可缺少的重要的沟通方式。

在护理工作中，护患之间及医护人员之间通过文字或图表等形式进行的沟通就是护理书面语言沟通。护士借助书面语言的沟通手段，可以有效地收集病人的相关资料，制订护理计划并形成医疗文件。通过书面语言沟通，还能建立良好的护患关系、医护关系、护际关系等。因此，它是护理工作应用广泛的沟通方式，已日益成为提高护理整体水平、发展护理科学的重要手段。

(二) 护理书面语言沟通的原则

护理工作中的书面语言既具有一般写作的方法和规律，又具有护理学科的专业特点。因此，护士在进行书面语言沟通时应遵循一定的原则。

1. 科学、及时　护士在进行书面语言沟通时要坚持实事求是的工作态度，客观真实；及时准确地反映病人的病情变化、治疗效果及护理措施等。不要主观臆断和无端猜测与推理，尽量不要追记或补记；用数字或数据表示时应反复核对。总之，书写护理文件不能违背护理专业本身的科学原理和规则。此外，在撰写护理论文时更要遵守科学规律，未经验证的材料一律不要采用。

及时是护理书面语言的特点之一，无论是交班报告还是护理病历都应该做到及时、准确。抢救危重病人时，对抢救过程中的病情变化，如呼吸、心跳停止的时间，气管切开的时间，除颤的时间及效果等所有相应的抢救措施都应做到内容准确，时间清楚，特别是抢救过程中的用药，一般多为口头医嘱，抢救结束后应立即与医生核对，做出完整、详细的记录。

2. 正确、规范　要求护理文件的内容必须准确可靠，客观、真实地描述病人的主诉和行为，以保证信息传递的准确性。为保证书面语言表达的正确性，应注意以下方面。

(1) 语义确切：医学术语基本上是单义性的，严格的单义性是护理书面语言用词时最重要的原则。词语的单义性主要是指在某个特定的科学范畴的语词系统中，词语所代表的概念被严格限定，表意专一而稳定。如对病人病情的观察记录，文字使用应准确，不能凭想象、猜测去书写。因为护理文件写作中的错漏，轻者可能引起病人不必要的痛苦，重者可能致伤致残危及生命。护理病历的书写不使用带感情色彩的词语，只是病人身体状况的真实记录。

(2) 书写规范：目前护理文件书写的基本格式趋向于标准化和简约化。如体温单、医嘱单、病室交班报告、特别护理记录等，有关表格的式样、医学术语、缩写、符号、计量单位等，都有规范化、标准化规定。护理记录书写也有较为固定的格式，在《医疗事故处理条例》及《病历书写基本规范》等相关配套文件中，对护理记录的书写规范及要求做了明确的规定。因此，护理记录既有通用文字书写的一般规范性，又有专业书写的特殊规范性。

3. 完整、简洁　完整的原则是由书面语言沟通的特点所要求的。书面沟通的最大优势就是可以有充分的时间思考问题，从而完整地表达想要表达的思想、观点，完整地陈述事实。如医嘱单上医嘱

笔记

要有药品的名称，用药的时间、剂量、用法，医生签名，否则护士将无法执行。同时护士执行完后也需签名。因此，在进行文字书写时，应遵循完整原则，对所写的材料反复检查思考，避免遗漏。

简洁原则要求书写文字要精炼，文章要言简意赅，重点突出。书写护理记录应尽量使用医学术语和公认的缩写，将琐碎的、没有实际意义的文字删减掉。既要把握好完整的意义，又要将想要表达的思想、观点完整地表达出来。

（三）书面语言沟通在护理工作中的应用

在护理工作中，书面语言可用于护患交流和医护交流。护理书面语言可为护理工作提供依据，为医生诊断疾病提供信息，为病人复诊提供参考，为医疗纠纷提供依据，为教学科研积累资料。

1. 常用书面沟通的医疗护理文件

(1) 体温单：是病历的重要组成部分之一。体温单除记录患者的体温外还记录其脉搏、呼吸及其他情况，如出入院、分娩、转科或死亡时间，大便、小便、出入量、血压、体重等。可以说它是一份反映患者主要情况的综合记录单。体温单要求填写完整、页面整齐、记录准确、没有涂改。医生可以通过阅读体温单，判断患者病情变化情况，以便及时修改治疗方案。

(2) 医嘱单：是医生根据患者病情的需要，拟定治疗、检查等计划的书面嘱咐，由医护人员共同执行。它是患者诊断、治疗方案的记录，也是处理医疗纠纷的重要凭据。因此，要求医护人员要以严肃认真的态度，一丝不苟地进行填写，没有涂改，并签全名。在护理工作中，护理人员一般情况下只执行医生的书面医嘱，不执行口头医嘱。

(3) 护理观察记录单：凡危重、抢救、大手术后、特殊治疗和需要严密观察病情的患者，须做好书面护理记录。病情危重、大手术后需特护的患者，24 小时均有专人护理，并要求随时记录病情、治疗方案、护理措施等，这些是反映病情的原始资料，可为诊断、治疗和护理提供依据，以便及时了解和全面掌握患者情况，观察治疗或抢救后的效果。

(4) 病室报告：是值班护士针对值班期间病室情况及患者病情动态变化等书写的工作记录和交班的主要内容，也是向下一班护士交代的工作重点。由白班、小夜班、大夜班护士负责书写，内容主要为患者流动情况、重点观察对象的病情变化及医疗、护理措施的效果等，要求做到准确、完整、连贯、重点突出、没有涂改。通过阅读病室报告，接班护士可全面了解病室全天工作动态、患者的身心状况、需继续观察的问题和实施的护理措施。

(5) 护理病历：在临床应用护理程序过程中，有关患者的健康资料、护理诊断、护理目标、护理措施、护理记录和效果评价、出院小结及出院指导等，均应有书面记录，这些记录就构成护理病历。总之，护理病历应反映出护理程序的每个环节，记载护士对患者实施身心整体护理的全过程。它要求护士不但具有较好的写作能力，而且要有较高的专业水平，才能写好。

(6) 个案护理病历与个案护理报告：个案护理病历是护理人员在护理某些疑难、典型病例时，为了学习、探索护理规律和总结护理经验所写的较为完整的病案资料。

个案护理报告是临床报道的一种特殊形式，写作格式比较灵活，结构简单，主要是围绕一个病历进行写作，形式为一例一议，短小精悍，不拘一格。关键是善于发现和选择典型病历，使之具有报道价值。一般在护理罕见或疑难病例后总结出该病例的护理特点和方法，予以报道。如有完整的个案护理病历，则写作更为容易。

(7) 护理管理应用文：是护理行政和业务管理方面的应用文体，除了具有应用文共同的功能和作用外，还具有专业的特色和个性。其内容是紧紧围绕着护理专业，以传达和贯彻上级的方针政策，联系和处理各级机关、部门的行政事务，在上情下达，下情上达，以及在部门、单位之间互通情况，及时总结和交流经验、教训等方面能发挥极为重要的作用。因此，正确书写和使用护理管理应用文，是维持正常工作和提高工作效率的基本条件。

(8) 护理论文：是以说明和议论为主要表达方式，以护理学科及相关学科的理论为指导，经过科研设计、实验、观察，取得第一手资料，再经归纳分析及必要的统计学处理而撰写成的护理科技作品。

2. 护理用文写作要领

(1) 观察认真细致，掌握准确资料：一切观察记录的内容都应来自客观现实，这是科技工作者应遵循的准则。这里强调观察记录的内容不能由护士自己想当然，凭空臆造，它只能是护士亲自在临床观

笔记

察、询问、检测得来的资料，并经过护士的分析判断而做出的准确记录。如果护士能对病人进行周密细致的观察，并经过分析判断就能写出科学具体的记录，就不会出现记录的病情欠准确，内容不具体或空洞无物等缺陷。

(2) 记录重点突出，详略得当：从宏观上要求交班报告对本病区重点观察对象的病情变化、护理工作重点做详细、清楚的交代，次要的则省略书写，使记录的篇幅不长，但重点突出，各项问题无遗漏。从微观上则要求对每个病人的情况能抓住本质性的数据和病情变化进行记录。在临床观察中，往往存在许许多多的问题，哪些应重点交代，哪些可简略交代，这就要求护士不但能深入细致的观察，而且要有一定的业务水平，特别是要熟悉常见病的主要症状和疾病发展的特点，才能突出重点的进行交代，而不至于出现上述本末倒置。

(3) 记录前后衔接，发展连贯：如前所述，护理记录和交班报告都是重要的临床医学资料，也是处理医疗纠纷的法律凭据。因此，要求写作时能将情况有始有终的交代清楚。如记录病人病情发生发展的过程时，应将发生变化的时间、症状体征如何演变、采取了哪些治疗和护理措施、效果如何等连续完整的记录下来。否则将流于形式，使记录失去了真正的作用和价值。目前各医院的特护记录和交班报告，是由值班护士轮流书写的，不可能固定一位护士连续写下来，因此容易出现前后脱节不连贯，甚至前后矛盾等现象。但是，只要护士认识到这一问题的重要性，就有可能克服上述弊端。

(4) 准确运用医学名词：护理用文的写作，虽不要求像文艺作品那样用许多形容词、副词去塑造艺术形象，也不像报道某些典型人物那样，刻意追求闪光的句子将英雄写出一定的高度来，但这并不等于护理用文就不该在文字上下功夫。相反，护理用文很考究语法修辞，但其目的不是为了塑造艺术形象，而是着眼于客观而科学地反映客观事物真相。务求语句通顺、语义准确、语法规范，这样才能正确的传递信息。

(5) 注意对患者身心整体状态的记录：新的医学模式要求护理记录应连续地、全面地、动态地观察和记录患者在住院期间的整个身心状态，护士应改变过去只注重记录躯体疾病变化而忽视心理、社会因素对人产生的影响的倾向。新的护理观要求护理记录应注意病人心理活动、对疾病的认识和亲朋好友对病人的影响，以及病人的文化素养、风俗习惯等。

第三节　护理语言沟通的技巧

情景导入

王护士要给病人李大爷进行青霉素注射，在注射时，为分散病人的注意力，减轻病人的疼痛感，护士边注射边与病人交谈："李大爷，您今天好点吗？看上去气色还不错。""我打针您觉得痛吗？我推注慢一些，请您放松。""哦！马上就好了。"

请思考：

1. 这样的沟通方式好吗？分析其优缺点。
2. 如果你是需要接受注射的病人，你希望护士怎样与你沟通？

一、倾听技巧

护理语言沟通中倾听不同于一般语言上的"倾听"，其特点是"主动性"，不仅仅是收听、听到而已，而且还要运用各种技巧，真正听出对方所讲的事实和问题、所体验的情感、所持有的观念等。

(一) 倾听的概念

倾听是指全神贯注地接收和感受对方在交谈时发出的全部信息(包括语言的和非语言的)，并做出全面的理解。也就是说，倾听除了听取对方讲话的声音并理解其内容外，还须注意其声调、表情、体态等非语言行为所传递的信息，即通过听其言、观其行获得全面的信息。护理人员的倾听，是将病人

笔记

发出的信息整体接受、感受和理解的过程，它也是一种临床心理咨询技术，所以不同于一般意义上的倾听。

（二）倾听的意义

善于倾听是护理人员与病人建立良好沟通渠道的必要前提，在护理语言沟通中，必须重视倾听的积极作用。

1. 倾听有助于获得更多的诊疗信息　在护理语言沟通中，首先要认真倾听病人的主诉。在护理交谈语境中，听是说的前提，护理人员如果能专心地倾听病人的诉说，会极大地调动他们交流的积极性和主动性，给病人充分表达自我的机会，畅所欲言，更加积极、全面、如实地提供一切与疾病有关的信息。

2. 倾听有助于建立良好的护患关系　倾听是了解的前提。一位具有良好倾听技巧（listen attentively skill）的护理人员会通过专注的、用心的倾听向病人传达一种强烈的信息——受重视、被尊重，使病人在与护理人员建立沟通联系之初，就建立好感，产生信任的交流动机。倾听也是缓解紧张气氛的润滑剂，当受到病人投诉时，护理人员通过耐心地倾听意见，可以缓解紧张气氛，帮助病人放松自己，消除误解和抵触情绪，并且很有可能最终放弃进一步要求。

3. 倾听有助于更好地完善心理护理　倾听病人诉说从心理上有助于其早日康复。由于诉说是一种最好的发泄方式，护理人员从病人的康复着想，可以提供机会让病人讲出自己的疑惑，倾诉自己的担忧，鼓励病人宣泄出不良情绪，可以起到心理治疗、护理的作用。

（三）倾听的特点

倾听和听是有区别的。“听”是一种人体感官的被动接受，“倾听”是人体感官有选择的接受。倾听必须是人主动地参与过程，在这个过程中，人必须有参与并理解，并做出必要的反馈。

1. 获取态度的积极主动　由于护患双方在护理沟通中所处的地位明显不同，所以要求护理人员要有强烈的沟通动机，即“倾听”的意愿，并遵循新的医学模式的要求，尊重病人，充分发挥病人在沟通中的主观能动性，用语言和非语言信号积极鼓励、支持病人倾诉，从其有限的主诉中获得最大的信息量。

2. 获取手段的积极主动　由于医学倾听不同于一般意义上的“听”，它以获取最大信息量为最终目标，护理人员在倾听时要积极主动地调动一切尽可能多的感官参与倾听，即除了用耳朵去完成“听”的生理过程之外，还要用心、用脑、用眼神、用姿势等去完成“听”的情感交流过程。

3. 反馈信息的积极主动　沟通、交流是一个动态、双向的过程，护理人员在接收病人信息时势必要有一个反馈的过程，可以通过语言的形式，也可以通过非语言手段，如肢体动作、眼神等，主动向病人反馈积极的信息，或鼓励病人进一步诉说，或确证、强调病人所讲信息，或适当插话调控谈话方向，使整个沟通过程“活”起来。

（四）有效倾听策略

1. 明确“听”的目的　即在交谈前明确交谈的目的，明白为什么要“倾听”。一般交往中的倾听，其目的在于加深了解、联络感情、增进友谊。因此，有效倾听是非常必要的，“倾听”时，倾听者不仅要努力理解谈话的内容，还要鼓励和支持对方畅所欲言，以确保交谈顺利进行。

2. 专注“听”的对象　专注是有效倾听的重要因素。可以通过下列方式来培养人们在交谈沟通中的专注能力。

(1) 排除周围环境的干扰：为了保证“听”的效果与质量，要尽可能地排除外界环境的干扰，营造利于“谈”与“听”的氛围，从而提高沟通的效果。①场所合适：影响交谈双方的心理感受的直接因素是交谈场所是否合适。如在公共场合，应选择比较宁静、舒适、典雅之处，尽量避免噪声较大的场所；如为家庭聚会，应注意保持室内陈设的典雅与温馨，室内氛围的融洽与舒适；同时应尽量避免外界的干扰，如电话、电视等。②时间恰当：时间不同，环境的氛围也会不相同。如节假日，商店、公园的客流量较多；咖啡厅、音乐厅则夜晚人流不息；病房内，探视时间人员流动较多。所有这些，均会影响倾听的效果。③距离适宜：适当的距离能保证倾听效果。在正式场合交谈，应保持一定的距离，但如果太近则易使双方心理上产生不适感，而太远则听不清楚，两者均会影响倾听效果。一对一交谈时，倾听者应采取与谈话者平等的位置，不能坐得或站得比说话人高，否则会影响倾听者专注倾听。

笔记

(2) 调整个人因素：①调动积极的体态语：倾听时要保持自然放松的体态，并善于调动自身积极的体态语，善于通过非语言行为表达自身的感受。这样既可以表示倾听者在认真地聆听，又能激发双方交流的愿望，从而提高交谈沟通的效果。②保持目光的交流：倾听时，要善于用目光来传情达意，表达自身的思想与情感。可用柔和的目光注视谈话者，只在适当时偶尔移开视线，以确保目光的交流。这种倾听策略，既表达了对谈话者的尊重、对谈话内容的兴趣，又可集中注意力，从而使沟通更有效。③寻找“听”的兴趣：倾听者要善于从对方或清晰、或繁杂的话语中发现有兴趣或有价值的谈话内容，并予以关注。④适时地进行深呼吸：当倾听者开始心不在焉时，有意识地进行深呼吸，可使头脑冷静，并能增加大脑的供氧量，从而保持清醒的头脑，提高倾听的效果。

3. 理解“听”的要素　有效倾听包括获得信息、阐释信息、评价信息、反馈信息四大基本要素。

(1) 获得信息：即倾听者运用自己的听觉、视觉等感觉器官，选择性获得对方语言及非语言信息，是倾听过程的开始。在获得信息时，要克服环境和情感因素的影响，专注并筛选出有价值的信息。例如，作为责任护士，要为病人做心理护理时，就要格外了解关于病人心理、家庭及社会背景等有价值的信息。

(2) 阐释信息：即在听取、获得信息的基础上，达成双方对信息理解的一致性。如果交谈双方不能以相同的方式去阐释同一信息，则会造成对这一信息的误解。为了尽可能准确地阐释信息，避免对信息的曲解，需要移情地倾听，即听出别人的“言外之意”和“弦外之音”。

可以从以下两方面进行：一是了解说话者：要善于分析了解说话者的“身份”与“处境”，以便于倾听时能够听出其真实的意图与想法。如果对说话者的意图不能肯定时，应要求对方重述、阐释或适当向对方表述自己对所听内容的理解或猜测，使交流更深入地发展。二是专注、思考说话者的非语言暗示：倾听时应注意谈话者的非语言行为，及时捕捉分析对方非语言暗示，准确理解谈话意图。

阐释信息的关键是移情倾听、避免曲解。

(3) 评价信息：即倾听者在确保自身已获得并理解了所需要的关键信息的基础上，对信息理性分析后所做出的价值判断。

评价信息的关键是提出问题、辩证分析、公正判断，这样才能确保对信息的评价合乎逻辑，避免偏激。

(4) 反馈信息：即倾听者通过语言和非语言的反馈向说话者表明自己所听到和理解的内容。反馈信息的关键是必要的语言和非语言的回应，使发出和接收到的信息一致，从而使交谈双方达成共识。

适当的信息反馈对有效沟通起着积极的作用，如果倾听者不能适当地对信息做出反馈，将直接影响沟通的效果。倾听者要做到恰当、有效地反馈信息，应注意以下几点策略：①保持良好情绪：在整个交谈过程中，特别是在反馈信息时，应善于控制自己的情绪，若情绪过于强烈，则会影响沟通效果。要保持良好的情绪，首先应缓冲激烈的反应，即在冲动时深呼吸；其次可以在话不投机时，力求以冷静的方式结束对话，不要感情用事。②适时运用“沉默”技巧：在倾听中运用恰当得体的沉默，可以起到良好的效果。沉默可以给说话者以充足的时间去表达它们的思想，使倾听者增长见识；保持沉默有助于克服激动的情绪；适当的创造沉默的空间，可给交谈双方思考问题的时间，并松弛彼此紧张的情绪，使交谈顺利进行；在倾听中，适当的时候发出语言回应，如“哦”“噢”等，不但可以证实倾听者对谈话内容理解的正确性，还可表示正专注地倾听对方的谈话；倾听过程中运用恰当的非语言暗示以示对对方的尊重，使沟通有效进行，如点头、微笑等。

(五) 运用倾听技巧

1. 做出恰当反应

(1) 鼓励：在倾听过程中，为让对方知道你在认真听他讲话，要恰当地运用一些点头、微笑或简短的词语来鼓励他讲下去。

(2) 重复：将对方的话，特别是关键内容重复一遍，但不加以评论，以表明完全听懂对方所讲的内容，有助于交谈顺利进行。

(3) 情感反应：即对自己的情感和对对方的情感理解做出的反应。在交谈过程中，如对方讲的某一段话，对自己有所启迪时，可用语言或非语言暗示反馈自己的情感。

笔记

(4) 总结：即在交谈中，倾听者将对方所讲的内容给予综合分析并加以概括，可在交谈过程中进行，也可用于交谈结束时。

2. 适当进行提问　对于不清楚的谈话内容可向对方提出问题，以求得更具体、更明确的信息。如用开放式问题提问时，要注意观察对方的反应，如偏离主题，可用提醒的方法来引导对方朝主题方向谈下去。

二、言语技巧

护理人员在工作中接触不同职业、不同性格、不同民族、不同社会层次、不同文化素养的人，言语沟通时要掌握谈话分寸、掌控谈话内容，达到收集病情资料、提供优质护理、促进病人康复的目的。其中，言语技巧就显得尤为重要了。

（一）护理人员的言语修养

1. 一般言语修养

(1) 道德性："医乃仁术"，言语道德是医德重要的组成方面，护理人员要学习语言伦理学知识，自觉加强语言道德修养。对言语的道德评价，社会不仅关注是否真诚，还关注言语行为是否及时，除言语态度外，言语形式、言语方式、言语动机、言语信息等都构成了病人及社会公众对医务人员言语道德评价的内容。

(2) 礼貌性：对语言的礼貌性可有广义和狭义两种理解。广义的礼貌性语言是指一切适合于礼貌的语言、行为以及使用的结果；狭义的礼貌性语言则单指各种交际场合中具有合理性和可接受性的表达礼仪的特殊词语。

礼貌性语言是社会交往中的言行准则，历来受到人们的重视。在当今社会，人与人之间的交往要比过去任何时候都频繁，人际关系也比过去复杂得多，因此礼貌性语言的作用也就更大。

(3) 主动性：作为沟通主体的医方，在双方交流时应该采取更为积极、主动的交流姿态。护理人员在日常交往中应主动开口，以自己的实际行动感染、支持病人勇于表达，启发、诱导病人善于表达，使其更加轻松、顺畅地进行语言沟通，"知无不言，言无不尽"，争取创造双方沟通的最大价值。

(4) 情感性：所谓"情感"，是人对客观事物是否符合自己的需要所做出的一种心理反应。有声语言始终伴随着情感。在有声语言表达中，声音靠气息的支撑，情感是气息的动力，气随情动。不具有情感性的语言不具备感染力和鼓动力。护理人员在与病人交谈时，要使其感到温暖。

(5) 规范性："语言规范的对错问题是最根本的，任何言语行为必须首先合乎所用语言的规范，才能谈得上是非、善恶和美丑。"医疗语言是一种特色鲜明的职业性语言，有着与众不同的明确语境，规范性也是其区别于其他语域的一个明显特征，科学性、准确性、逻辑性、专业性的统一构成了其规范的体系和模式。要做到词汇通俗易懂、语义准确、语音清晰、语调适宜、语速适当。

(6) 保护性：单纯从医疗的角度讲，医生、护士对病人应当实话实说。这是医学伦理学以及医学法学中对病人"知情权"的实际体现。一般情况下，医务人员实事求是地向患者解释病情，说明检查结果，是对病人这一权利的认可与尊重，是值得肯定和提倡的。但有时直言相告会加重病人的心理负担，带来意想不到的负面作用。比如，对于那些感情脆弱的癌症或终末期患者，如果用直接的、生硬的语言将绝症这一不良信息告知其本人，可能会引起病人强烈的心理震荡甚至心理崩溃，激发新的心理问题，甚至会出现自伤、自残、自杀等极端行为。因此，医务人员遭遇此类病人时，特别要注意采取保护性沟通手段，如言语委婉、含蓄，保护隐私，"善意欺骗"等，避免不分场合地"如实相告"，最大限度地保护病人的心理和生理健康。

2. 专业语言修养

(1) 科学性：护士语言的科学性主要体现在两个方面：①确保言语内容正确、积极：护士在交谈中引用的例证或其他资料都应有可靠的科学依据，而不能是道听途说的人云亦云，或主观片面的含糊其辞。不要把民间传闻或效果不确定的内容纳入健康指导。②坚持实事求是，客观辩证：护士在交谈中不要任意夸大或歪曲事实，不要把治疗效果扩大化，也不要为了引起患者的高度重视而危言耸听。

(2) 准确性：准确性是指使用确切地概念和术语，合理地进行判断和表述。护士在语言沟通中应注意表意准确、不含糊。如果护士的语言表述含糊，定义不准，就会影响信息传递的准确性，可能影响

笔记

治疗效果，甚至加重患者的心理负担。临床上由于护士的语言表达不准确而造成不良影响的例子不少。如护士在为全麻病人及家属做术前指导时，只是简单地告诉家属："你的孩子明天早上手术，不要让他吃早饭。"当患儿在术中发生呕吐时，麻醉医生追问家长，家长很自信地告诉他："按照护士的嘱咐，我没有给孩子吃早饭，但怕孩子饿着，我给他喝了一杯牛奶，吃了一小块面包。

(3) 委婉性：语言表达方式多种多样，没有固定的模式套用，应该根据谈话的对象、目的和情境不同，采用不同的表达方式。如护士与病人之间不是任何情况下都应该实话实说的，尤其是在诊断结果、治疗方案和疾病预后等问题上，更要注意谨慎、委婉。委婉的语言不是随口就能说的，它需要有高度的思想修养和丰富的汉语知识。如运用什么语气，采用哪一种句式，运用什么言辞，以及运用什么修辞方法等，语言用得好，即使是批评的意见也可以使对方听得舒服，有时还可以激起对方的兴趣和热情。在医院这个特殊的环境中，有许多事情是人们不希望发生但又不可避免会发生的，如谈及患者的死亡，护士应尽量避免应用患者或患者家属忌讳的语言，改用委婉的语言，如不说"死"字说"逝世""去世""走了"等；不说"尸体"说"遗体、不说"临死前"说"临终前"。护患沟通中适时地使用委婉性语言，有利于建立良好的护患关系，减少和防止护患纠纷的发生。

(4) 模糊性：疾病的复杂性和不确定性决定了医学语言有时指向不具体、不明确，从语义学来说，词义是对现实现象的一种抽象、概括的反映，词的意义多少都带有模糊性。因此，语言本身的歧义性和模糊性也是医学语言模糊性的原因。但是，医疗语言的模糊表达，并不是指医务人员讲话时含混其词，而是他们根据实际需要，在符合特定要求的前提下，主动运用的一种高级表达方式。其特点是在内涵上虽有一定的指向性，但在外延上没有明确的界限，语义较为宽泛、含蓄，能够产生特殊的交际效果。此时，表达者的思路是清晰的，目的是明确的。比如，医生在下诊断意见时，很少直接说是什么，没问题，而多用"没见到……可能性大、可疑……不排除……"；当手术前病人向医生咨询手术危险性的大小时，医生绝不会用准确的百分比例来说明，而是告诉病人："手术从理论上来说，无论大小都是有风险的，但我们做这种手术已经很多例，经验相对丰富，对术中的危险性也有预估和相应对策。"对病人的病情、预后作结论、作答复留有余地，当说则说，不当说则不说；当准则准，不当准则模糊。

(5) 幽默性：医疗场所是一个严肃、拘谨的环境，极易造成病人的紧张、焦虑甚至恐惧等不良情绪，直接影响了沟通效果。因此，在语言沟通中适当地引入一些轻松有趣而又意味深长的言语，可以起到缓解患者不良情绪、愉悦患者身心、增加沟通情趣的作用。所以，护理人员在进行交往时，可以自觉地、恰当地运用幽默的表达方式，既能有效表达自己的意图，又能调动病人的积极情绪，取得事半功倍之效。但由于医学语言的特殊要求，也应注意避免滥用此种方法，防止给人以滑头、浮躁之感，甚至弄巧成拙。

(二) 言语技巧培养的基本途径

护士语言修养的基本目标是服务于职业，这是一个长期积累的过程。

1. 严在平时、学在用时　护理工作是一种特殊的职业，既有很强的技术性，又有很强的服务性，而且它的工作对象是有生命的人。这就要求护理人员的工作语言体现职业的特征，所谓"三句话不离本行""听其言知其业"。护理人员平时的一言一行、一举一动要严格要求、严格规范，养成谨言慎行、三思而"言"的习惯。

护理语言的学习不是一蹴而就的，而是要经历一个漫长的不断学习的过程，甚至贯穿于其医疗职业生涯的始终。学习临床医学语言应该从医学生时代开始，要最终成为一个医学语言的实践者和成功者，还必须在交际中学习活生生的语言。护理人员应注重不同语境下的语言训练，操练医疗过程中大量出现的、护患之间的语言情景和沟通技能，只有在应用中不断加强学习和训练，才能真正实践出一套属于自己的、学以致用的言语技巧。

2. 点滴积累、及时总结　语言修养在"修"（学习），更在"养"（养成），所以护理人员应随时随地注意语言的规范性和得体性，大到语言的内容编排、句式选择、艺术性表达等宏观策略，小到语速、语调、单个字词的推敲，护士的衣着、态度、表情，甚至于环境修饰等细节性问题，都应予以重视。

3. 得体表现、合乎时机　语言的得体是护患之间良好沟通的关键。语言沟通的基本要求是注重

笔记

语境中言语行为的得体。语言本身是一种艺术，怎样选择和使用语言更是一种艺术。护理人员的语言不在华丽、不在动听、不在热烈，而在于使病人感到真诚、亲切、温暖、可信，只有得体、适当的语言，才是有效的、实用的、宝贵的语言。

（三）护患交谈中的言语技巧

护患交谈中的言语技巧，体现在开场时、交谈时、阐释和结束时。

1. 开场技巧　良好的开场技巧有利于建立良好的第一印象，病人对护士的第一印象会对护患交谈的结果产生较大影响。如果护士在交谈之初即建立起一个温馨和谐的气氛，会使病人开放坦率地表达自己的思想情感，使交谈能够顺利进行。护患交谈开始前，护士应该先有礼貌地称呼病人，并介绍自己。此外，应向病人说明本次交谈的目的和大致需要的时间；向病人说明交谈中收集资料的目的是为了制订护理计划；向病人说明在交谈过程中希望他随时提问和澄清疑问。

年轻护士特别是护生，常常因为难于找到合适的开场话题而害怕与病人交谈。如何自然地开始交谈，可根据不同情况采用以下方式。

(1) 问候式："您今天感觉怎样？""昨晚睡得好吗？""昨天是周末，你家里来人看你了吗？""你觉得医院的饭菜可口吗？"

(2) 关心式："这两天来冷空气了，要多加点衣服，别着凉了。""您这样坐着，感觉舒服吗？""您想起床活动吗？等会儿我来扶您走走。"

(3) 夸赞式："你今天气色不错。""你看上去比前两天好多了。""你真厉害，看过这么多书。""你的手真巧。"

(4) 言它式："这束花真漂亮，是你爱人刚送来的吧。""你的化验结果要明天才能出来。""你在看什么书？"

这些开场话语既可以使病人感到护士的关心和爱护，也可以使病人放松心情，解除戒备心理，然后再自然地转入谈话正题。相反，如果护士一见面就说"你看上去没什么病嘛，怎么来医院的？说说，你哪儿不好？"这样的开场话语就容易对病人产生不良刺激。另外，开场话语的使用一定要注意符合情境习惯，不要随心所欲。

2. 提问技巧　提问是收集信息和核对信息的重要方式，也是使交谈能够围绕主题持续进行的基本方法。有效的提问能使护士获得更多、更准确的资料。

(1) 提问的方式：包括开放式与闭合式两种方法。①开放式提问：开放式提问又称敞口式提问或无方向性提问，所问问题的回答没有范围限制，病人可以根据自己的观点、意见、建议和感受自由回答，护士可以从中了解病人的想法、情感和行为。注意在提问时不要过多地引导，否则难以获得真实的资料。但并非随便提问，所有的问题均应围绕主题展开，从各方面求证。当病人回答问题出现偏题时，护士要能够通过适当的诱导方式，让病人的话题重新回到主题上来。开放式提问的优点是可以获得更多、更真实的资料，缺点是需要的时间较长，所以应在护士和病人都做好充分准备的情况下进行。②闭合式提问：闭合式提问又称限制性提问或有方向性提问，其特点是将问题限制在特定的范围内。病人回答问题的选择性很小，甚至可以通过简单的"是""否"或"有""无"来回答。护士可以通过这种方法在短时间内获得大量的信息，如病人的婚姻状态、过敏史、手术史、外伤史、输血史、药物过敏史及疫水毒物接触史等。闭合式提问的主要缺点是限制了病人的回答，病人没有机会解释自己的想法和释放自己的情感，护士也难获得提问范围以外的其他信息。

(2) 提问的注意事项：①选择合适的时机：不要随便打断对方的讲话，如果经常打断对方的讲话，有不被尊重的感觉，或认为你没有礼貌。在提问前，原则上应向对方说抱歉，如"对不起，我能问一个问题吗？"②提的问题要恰当：根据需要提问题，问题不要提得太多，最好分次提问。一次问得太多，不仅会使病人产生应接不暇、不知所措的感觉，还会使病人产生反感情绪，甚至敷衍或拒绝回答。③遵循提问的原则：首先是中心性原则，即提问应围绕交谈的主要目的进行，如对一位高血压病人，护士应围绕症状、饮食、休息、用药情况以及相关的社会心理因素等来提问。其次要遵循温暖性原则，即在询问的过程中关心病人，关注病人的感受。④避免误导：如"你患的是 ×× 病，应该有……症状，难道你就没有这些症状吗？你是不是觉得有这些症状？"等。

笔记

3. 阐释技巧　阐释是叙述并解释的意思。病人来到医院这个陌生的环境，常常心存许多问题或疑虑，如药物的不良反应、病情的严重程度、疾病的预后、各种注意事项等，这就需要护士运用阐释技巧为病人做宣传、解释并提供相关知识。阐释有利于病人认识问题，了解信息，消除病人的陌生感、恐惧感，从而采取有利于健康的生活方式。如护士在给病人输液时，应主动告诉病人输液的目的，药物的主要作用和不良反应，以及用药时的注意事项。

(1) 阐释的运用：护患沟通中的阐释常用于以下情况：①解答病人的各种疑问，消除不必要的顾虑和误解。②进行护理操作时，向病人阐述并解释该项护理操作的目的及注意事项。③根据病人的陈述，提出一些看法和解释，以帮助其更好地面对或处理自己所遇到的问题。④针对病人存在的问题提出建议和指导。护士的这些提议和解释，对病人来说，是可以选择的，既可以接受，也可以拒绝。

(2) 阐释的注意事项：①尽量为对方提供其感兴趣的信息。②将自己理解的观点、意见用简明扼要的语言阐释给对方，使对方容易理解和接受。③在阐释观点和看法时，应用委婉的口气向对方表明你的观点和想法并非绝对正确，对方可以选择完全接受、部分接受或拒绝接受。

课堂活动

评选“沟通之星”

挑选 2~3 名学生，分别扮演护士和病人。

由“病人”自由吐槽，倾诉患病感受和护理需求。“护士”在交谈中练习“开场技巧”“倾听技巧”“提问技巧”“结束技巧”，并将语言修养体现其中。

由“病人”及其他同学给“护士”评分，选出“沟通之星”。

4. 结束技巧　在交谈中，因为万事开头难，人们普遍重视开头，而对结束谈话，往往不以为然，其实结束谈话并非如此简单。

(1) 结束交谈的时机

1) 不要突然中断交谈：结束谈话的时机一般应选在病人的话题告一段落时，护士可以通过一些结束谈话的语句来告知患者。如：“好吧！今天就谈到这里，以后再说好吧？”或者把话题引向较短的内容，做简短交谈后，再结束谈话。切不可突然中断谈话，不可在双方热烈讨论某问题时突然结束谈话，更不可在冷场之后无缘无故地离开病人，结束谈话。这些结束方式都是一种失礼的表现。如果谈话中一时出现僵局，护士应设法转变话题，缓和气氛，一定要等到气氛缓和后再结束谈话。

2) 留意对方的暗示：如果对方对谈话失去兴趣时，可能会利用“身体语言”做出希望结束谈话的暗示。比如，有意地看看手表，频繁地改变坐姿，游目四顾、心神不安等。遇到这些情况，最好及时结束谈话。

3) 恰到好处的掌握时间：在准备结束谈话前预留一小段时间，以便从容地停止。

(2) 结束方式

1) 道谢式结束语：道谢式结束语在交谈技巧中具有较强的礼节性，它的基本特征是用客气话作为交谈的结束语和告别语，如“谢谢你的配合(光临、指导、帮助、支持等)！”道谢式结束语使用的场合和对象最广泛，无论在上下级间、同事之间、亲朋好友之间、左邻右舍以及初次交往者之间都是适宜的。

2) 关照式结束语：当护患双方已经交换了意见、看法后，在交谈即将结束时，护士可关照病人哪些问题是需要特别注意的，这种结束方式体现了护士的职业情感，在护理实践中较常使用。

3) 道歉式结束语：当出现因工作繁忙等原因造成护患交谈提前结束时应用道歉式结束语，如“真对不起，我现在必须去……等明天我再回答您的问题好吗？”

4) 征询式结束语：征询式结束语是指当交谈将要完毕时，护士向病人再次征求意见：“您还有什么意见和要求吗？”这种结束语给人以谦虚大度、仔细周到的感觉。

5) 邀请式结束语：这种结束语的基本特征是运用社交手段向对方发出礼节性邀请或正式邀请，如“有空常来坐坐。”

笔记

6）祝颂式结束语：这种结束语的特点是有较强的礼节性和一定的鼓动性，常用于告别时。如“路上多保重！”“一路顺风！”

（张涌静）

思考题

张大妈，60 岁，有高血压病史，与邻居争吵后自觉疼痛、头晕、乏力、耳鸣而急诊入院。入院时病人表情痛苦，并伴有恶心、出汗、心悸、视物模糊等征象，血压 260/120mmHg。病人众多家属在门外焦急地议论等待，走廊上十分嘈杂。护士小李负责接诊病人，她要详细了解病人的情况，收集病史，找出护理问题，制订合理的护理计划，于是，她问了一个又一个问题，病人在床上呻吟着极少说话。

请思考：

1. 护士小李的沟通成功吗？为什么？
2. 如果你是护士小李你会怎么做？

思路解析

扫一扫，测一测

第七章 护理工作中的非语言沟通

学习目标

1. 掌握护理非语言沟通的原则、应用技巧。
2. 熟悉护理工作中的非语言沟通的表现形式。
3. 了解护理非语言沟通的含义、特点和作用。
4. 能正确应用非语言沟通技巧与不同病人进行沟通。
5. 具有基本的非语言沟通能力，在与病人沟通时能建立良好的沟通氛围。

非语言沟通（non-language communication）是借助非语言符号来传递信息、交流思想、表达情感，以求达到某种目的的一种社会活动。它是语言沟通的重要补充，在人们的日常交往中具有语言文字所不能替代的作用。

美国著名心理学家、传播学家史伯特·梅拉比安总结出这样一个公式：沟通 = 语气语调（占 38%）+ 肢体语言及表情（占 55%）+ 说话内容（占 7%），由此可见日常交际的信息主要是通过说话时的声调、语气、伴随的身体动作来完成的。这种口语伴随的形式是通过非语言符号来完成的，又把它称为非语言沟通。

第一节 护理非语言沟通概述

非语言沟通作为一种沟通方式，在临床护理工作中发挥着不可替代的作用。护理工作中，护士可运用非语言沟通的技巧与病人进行有效沟通，从而了解更多有关病人的健康状况、心理感受等方面的信息，来更好地满足病人的需求。因此，护士只有充分了解、掌握非言语沟通的特点、规律及其作用，才能更好地利用非言语沟通这种交流形式，建立良好的护患关系，为病人提供有效的护理服务，提高护理质量。

一、护理非语言沟通的含义

护理非语言沟通是指护士在医疗护理工作中，通过观察病人的面部表情、身体姿势、语气语调等非语言符号洞察他们的内心感受，获取真实的信息，从而提供必需的护理服务。在某些情况下，非语言沟通是获得信息的唯一方法。如，使用呼吸机的病人，常常不能用语言来表达自己的感觉和感受，护士通过表情、姿势来解读他们的需求，提供恰当的护理。又如，有经验的护士可以通过新生儿啼哭时声调的高低、音量的大小、节奏的快慢、持续时间的长短来判断病儿的病情是否发生了变化。所以，在护理工作中护士合理使用非语言沟通，可起到事半功倍的效果。

笔记

知识链接

非语言沟通的起源

早在古罗马时代，哲学家卢修就说："人类首先是借用手势和姿态，然后才用音节分明的言语来表达自己的思想感情。"柯林伍德指出："每一种语言或语言体系都是起源于全身姿势的原始的一个分支；在这种原始语言中，身体各部分的每一个动作和每一个固定姿态，都和口语具有相同的意义。"20世纪30至40年代，查理·卓别林出色的无声表演以及叶斯·法斯特《人体语言》的出版，使人们认识到非语言沟通在人际交往中的重要作用。

二、护理非语言沟通的特点

在面对面的人际沟通中，不是所有的情感都要诉诸语言，所有的信息都要靠听说读写，互动双方所获得的信息往往大部分来自表情、动作等，非语言沟通展示了它独有的特点和功能。

（一）真实性

非语言沟通往往比语言沟通更能够表露、传递信息的真实意义。很多沟通专家认为，非语言行为更真实。著名心理学家弗洛伊德说："没有人能保守秘密，如果他的嘴保持沉默，他的手尖却在喋喋不休地说着，他浑身的每一个毛孔都渗出对他的背叛。"在语言沟通中词语的选择可以有意识的控制，而非语言行为是人的真实思想的表露，常常是无意识的。愈是无意识的表露，真实性就愈强。护士在观察病人病情的时候，可通过非语言沟通掌握真实病情信息，为治疗和护理提供依据。

（二）广泛性

在人类沟通过程中，非语言具有简便快捷的优越性，只要人们开口说话，不管他是否意识到，都会运用非语言辅助口语传情达意。如在临床，我们询问病人病情，他们会一边述说，一边用手势辅助，用手指着自己的头说"我这里很疼"，用手揉着膝盖说"只要一动，这里就不舒服"。有人对婴儿进行过试验，发现当人们对他们微笑，表示接纳时，他们也会用微笑来回应。非语言沟通在护患交际中使用频率高、范围广，是其他任何一种辅助性交际手段所不及的。

（三）直观性

有关资料显示，人类的感觉器官中，听觉和视觉的作用占90%以上，其中视觉作用尤为重要，87%的感觉印象来自眼睛。非语言被看到、听到、触摸到和体会到，从而更直观、更鲜明。如治愈出院的病人，紧握医护人员的手，虽未开口说话，但感激之情表露无遗。

（四）情境性

非语言沟通与沟通所处的情境有着密切的关系，情境决定了非语言信号的含义。同样的非语言符号在不同的情境中其含义也不尽相同。如一个挥手的动作，表达的是"再见"还是"你好"或者"不，不。这不行"，要结合当时的交往情境和其他同时出现的沟通行为（如表情、眼神或语言）方能确定。在人们的沟通行为中，一个人的表情、眼神、动作、姿态往往因沟通情境的不同而具有多义性，因此，非语言沟通离不开所处的文化、情境。

（五）通用性

非语言沟通具有跨文化的特征。无论哪个民族、哪个国家，不论年龄、性别、文化层次，大多会使用某一种非语言符号来表达同一种情感。如鞠躬表示尊重，微笑表示友好等。病人一般用哭表示痛苦和悲哀，用微笑表示喜悦，愁眉苦脸代表苦恼。护士懂得了非语言沟通的通用性，可更准确地把握病人的心理动态。

（六）差异性

虽然非语言沟通有一定的通用性，但在很大程度上受种族、地域、历史、文化、风俗习惯等影响，形成了很大差异。每个国家，不同民族都有自己独特的非语言表达方式。因此，护士在与不同民族、不同文化背景的病人沟通时，要了解其文化背景、风俗习惯，才能保证沟通顺利进行。

笔记

三、非语言沟通在护理工作中的作用

在某些特殊的护理情境中，非语言沟通或许是唯一的沟通方式，是获取信息的重要途径。在护理工作中非语言沟通有以下作用。

（一）表达情感

非语言行为可以传递情感和情绪，人们的喜怒哀乐都可以通过表情、体态等直接表现出来。在护患沟通中，由于疾病的影响或在特定环境下，病人与护士只能通过非语言沟通信息。如病人紧皱眉头、唉声叹气，表达出内心的恐惧和痛苦。同样，医护人员也常常通过微笑来表达对病人的关心，以鼓励病人战胜疾病。

（二）验证信息

非语言符号可以起到验证和确认人际互动中语言信息的作用。它是相互的，护士与病人之间会通过对对方非语言信息的留意观察，从而证实判断。如焦急等待肿瘤切片报告的病人，会通过医护人员进入病房时的面部表情获得一些线索，以预感即将得到的信息的性质。医护人员在观察病人时，也是通过注意其语言和非语言信号表达的信息是否一致来掌握其真实的心理状况。

（三）调节互动

非语言沟通可调节人们相互间信息的传递，以维持和促进沟通的进行。护士与病人及其家属沟通时，存在着大量的非语言暗示，如点头、皱眉、降低声音、靠近和远离对方等，都传递着一些不必开口和不便明说的信息，调节着双方的互动行为。例如当护士向病人做健康宣教时，病人目光与护士对视并频频点头，说明他（她）在专注地听讲，护士可把握时机继续宣讲。假如该病人坐立不安、东张西望甚至皱眉，则表示有干扰和不愿听，护士需停下来做相应调整。再如交谈中，某一方突然降低声音并凑近对方耳朵，便表示谈话的内容不愿被第三方听到，则对方讲话也会降低声音加以响应。沟通双方诸如此类互动行为的调节，经常不用语言表明，而靠非语言暗示来传递。

（四）补充替代

非语言沟通可以填补、增加、充实语言符号在传递信息时的某些不足和缺失。

在特定环境、场景下，非语言沟通可替代语言使沟通双方获得信息。如在抢救病人时，医护人员通过目光或点头等非语言行为进行沟通，获得配合治疗的信息。这时的非语言符号代替了语言来表达信息。但是，这种替代是有条件的，必须是同样文化氛围或是普遍被人们认同的规则下才能应用，反之则会影响沟通效果。

在人际沟通时，沟通双方在使用语言的同时融入非语言行为，可以用来填补、增加、充实语言符号在传递信息时的某些不足和缺欠，加强表达的意思，使语言的表达更准确和生动。如护士表扬患儿的坚强与勇敢时，常伸出大拇指，同时说道：“好样的！”护士正确使用非语言行为，不仅可以顺利地开展工作，同时也可以起到激励病人的作用。

（五）显示关系

每条沟通信息总是由内容含义（说什么）和关系含义（怎么说）相结合而成。内容含义多用语言显示，关系含义则较多地依靠非语言信号显示。例如，和蔼体贴的表情向病人传递了友好的相互关系，而一副生气的面孔和生硬的语调则向病人传递了冷漠和疏远的关系。护士靠近病人坐着，这种交谈方式显示了双方平等的关系，但是如果护士站着对躺着的病人说话，则显示了护士对病人的控制地位。

第二节　护理工作中的非语言沟通形式

图片：非语言沟通的表现形式

非语言沟通表现形式的划分涉及非语言符号的分类。有些非语言符号来自沟通者的面部表情和身体姿势，有些来自空间距离和环境，还有些来自于相互接触、抚摸等，有些是动态的，有些是静态的。根据非语言符号的不同来源，将非语言沟通的表现形式概括为动态语言、静态语言、辅助语言、类语言四大类别。

一、动态语言

动态的非语言形式是指沟通双方在交往时，除了有声语言之外，由身体各部位发生的动态的各种各样的姿势。这些姿势使沟通更加形象、具体。

（一）目光

目光是人际沟通中的一个重要载体，人的一切情绪和态度都能从眼睛中表现出来。人们常说，眼睛是心灵的窗户。研究表明，客观世界信息的 80% 以上是通过视觉传输的。美国作家爱默生说："人的眼睛和舌头所说的话一样多，不需要字典，也能够从眼睛的语言中了解整个世界。"可见，目光是传递信息的一种非常重要的沟通途径和方式。

护士与病人沟通时，要学会使用目光表达不同的信息、情感和态度。护士通过与病人的目光接触，能给病人以安慰和鼓励，表示尊重对方并愿意去听对方的讲述、了解对方的满意度、对对方的谈话是否感兴趣、还有没有继续沟通的必要等。所以在交流过程中，是否善于利用目光参与听和讲，直接影响到沟通的效果。

运用目光语时应考虑目光投射的部位、目光投射的角度、目光投射的时间等。

1. 目光投射的部位　在与人交往时，目光注视对方身体部位不同，所表达的信息也不尽相同。具体含义及应用见表 7-1。

表 7-1　目光投射的部位

种类	部位	应用及注意事项
公务凝视	注视对方额头	表示严肃认真、事关重大、公事公办。常用于极为正规的公务活动，如手术前与病人谈话等
社交凝视	注视对方双眼到口唇之间	表示亲切温和，营造一种融洽、和谐的气氛，多用于社交场合
关注凝视	注视对方两眼	表示专心致志、聚精会神、关心重视对方。多用于劝导、劝慰对方，但时间不可过长，一般不超过 10s
亲密凝视 / 近亲密凝视	注视对方双眼至胸部的区域	表达炽热的情感，适于关系亲密的异性之间，非亲密关系的人不宜使用这种视线
远亲密凝视	注视对方的眼睛至腿部区域	表达亲人之间、恋人之间和家庭成员的亲近友善，适于注视相距较远的熟人。但不适于普通关系的异性
随意凝视	对方身体任意部位	既表示注意，又可表示敌意。多用于公共场所注视陌生人

2. 目光投射的角度　在与人交往时，目光投射的方式有多种。常见的目光投射方式及应用见表 7-2。

表 7-2　目光投射的角度

种类	应用及注意事项
直视	直接注视交往对象，表示尊重对方，对对方非常重视或者在谈论严肃话题时，适用于各种情况
凝视	全神贯注的注视，表示专注、恭敬
环视	有节奏地注视不同的人或物，表示认真、重视、礼貌、一视同仁，适用于同时与多人打交道
扫视	目光移来移去，上下左右反复打量，表示好奇、吃惊，对异性应慎用
虚视	目光不聚焦于某处，眼神不集中，表示失意、胆怯、疑虑等，护士用这种眼神，病人就会认为护士能力不足，产生不安全感
仰视	需抬头、抬颌或仰脸，表示崇敬、期待，适用于与尊者、年长者沟通时
俯视	两种含义，一种是抬颌下视，表示自傲；另一种是低头下视，表示自卑、缺乏自信、地位低下
斜视	双眼活动偏向一侧，是一种失礼的表现，护士应避免使用
眯视	眯着眼睛注视，是最意味深长的眼神，既可表示鄙视、轻蔑、愤怒，也可表示轻佻等

笔记

3. 目光投射的时间　在人际沟通中，双方目光接触的次数与每次接触维持的时间长短是沟通信息的重要指标，相互作用过多或过少都会引起不良的后果。陌生人相遇，大家都自觉地掉转视线，目光交流的时间极短。当一个人不诚实或无意沟通时，其目光与对方目光接触往往不足谈话时间的1/3。若想同别人建立良好的关系，在整个沟通过程中，和对方的目光接触累计应达到30%~60%，这样才可能获得对方的信赖和喜欢。

（二）微笑

微笑是一种最常见、最自然、最容易为对方接受的一种面部表情，是人类所独有的微妙的体态语，它不分国界，世界通用。英国诗人雪莱说："微笑是仁爱的象征、快乐的源泉、亲近别人的媒介。有了微笑，人类的感情就沟通了。"发自内心的微笑应该具备以下几个特点。

1. 真诚　微笑应该是内心情感的真实流露，真诚、温暖的微笑表达了对对方的接纳和友好，并能打动对方。

2. 自然　发自内心的微笑应该是心情、语言、神情与笑容的和谐统一。

3. 适度　微笑应该根据不同交往情境、交往对象和交往目的恰当使用。

4. 适宜　尽管微笑是社交场合中最通用的交际工具，但这并不是说任何时候、任何场合都可以用微笑应对。如果病人正处于病痛发作期，承受极大的身心痛苦，护士就不适宜微笑。

在护患沟通中，微笑是最佳润滑剂，护士合理使用微笑，既可以美化自身形象，也可以缓解病人的紧张、疑虑心理，感受到尊重、理解、温馨和友爱。微笑时，眼睛要注视对方，由内心发出真挚的微笑，配合语言表达，才能传递欢迎、轻松、愉快、友好的信息。切忌在病房内放肆大笑、讥笑病人的缺陷、面对病人医学知识缺乏不屑一顾的笑。这给病人传达的是厌恶、敌视、冷漠，严重者会造成护患纠纷。

（三）手势

手势又称手姿，是指人的两手及手臂所做的动作，包括握手、招手、摇手和手指的动作等。手势可用来强调和澄清语言的信息，具有应用广、内容丰富、表现力强的特点。人际沟通中手势使用频率很高，变化形式多，没有固定模式，在沟通中一般因人、因事、因情灵活应用。

1. 手势的分类　根据沟通的意境不同，手势分为情意手势、象征手势、指示手势、象形手势。

(1) 情意手势：情意手势是用来表达感情的一种手的动作，它使抽象的感情更加形象化、具体化。奥地利作家茨威格说："在泄露感情的隐私上，手的表现是最无顾忌的。"如拍手鼓掌表示热烈欢迎和衷心感谢，摇手表示拒绝或否定，挥拳表示愤怒、抗议，搓手则表示焦虑、恐惧。对于绝望痛苦的病人，护士可以轻轻地握住他的手，给予心理上的安慰和精神上的支持。

图片：象征手势

(2) 象征手势：象征手势主要表达较为复杂的情感和抽象的概念，有特定的所指，也带有普遍性。

(3) 指示手势：指示手势是指用以引导来宾、指示方向或物品位置时的手势。常用的有引导手势、方位手势、位置手势、致意手势、介绍手势。

(4) 象形手势：用手势来比划事物的形状，引起听众注意，使对方对自己所描述的事物有一个具体而明确的印象。如用手比划物品的大小、形状；用手臂伸展比划长短、高低等。

2. 手势使用的要求　手势使用应该是随着特定的情境自然形成，在使用时，要把握三个原则。第一，清晰明确，即手势应与沟通内容结合，起辅助语言表达、突出重点衬托主题、增强语言信息准确度的作用；第二，自然适度，即运用手势不宜过多过频，否则会给人一种不稳重，甚至轻浮的感觉，手势的幅度也不宜过大或过小，应自然流畅，与语言沟通内容相得益彰；第三，体现个性，即手势应该富于变化并符合个人风格。

（四）首语

首语是指一种靠头部的活动来表达信息的非语言，是人们经常使用的一个动作姿势，往往能简洁明快地表达人们的意图和反应。首语包括点头、摇头、仰头、低头等。使用时，应该把握时机、力度和幅度，让对方能看懂、看明白。

1. 点头　可以表示肯定、认同、承认、赞成，也有理解、事先约定的特定的信号等。护士在做健康指导时，看到病人点头，表示他明白你表达的意思，接受你的建议和指导。

2. 摇头　一般表示拒绝和否定的意思，另外也可表示不行、不可以、沉思。在护理工作中，多使用于特定的背景和条件下。如病人术后精神不佳，护士在询问病情时，病人往往会使用摇头来表示自己的感受。

3. 仰头　有思考和犹豫的意思。如在门诊病人需要住院，护士征询意见时，病人往往会仰起头，思考后才会给出答案。

4. 低头　表示沉思、羞愧、认错，被指责、被批评时也常会不由自主地低头。在采集病人病情信息时，如涉及隐私，病人会低头沉思，考虑是否要说出实话。这时护士应加以引导，鼓励其实话实说，这样才能收集到完整的病情资料。

（五）触摸

触摸是指以人与人之间的皮肤接触来表达情感和传递信息的一种非语言沟通形式，包括搀扶、依偎、握手、拥抱、亲吻等。其所传递的信息是其他沟通形式不能取代的。

1. 触摸的作用　美国皮肤接触科研中心的专家对人体的皮肤接触进行了研究，发现触摸与心理护理密切相关。人在身体接触时情感的体验最为深刻，友善的触摸不仅能使个体心情愉悦，还能传递各种信息，如护士搀扶行走不便的病人，可以传递关爱和支持。在护理工作中，触摸可以应用在这几个方面：第一，给予心理支持，触摸可使病人感到舒适、放松，可以传递关心、体贴、理解、支持和安慰等信息。第二，健康评估时的常用手段，护士触摸病人腹部以了解腹痛的性质等。第三，辅助治疗的方法，触摸可激发人的免疫系统，振奋人的精神，缓和心动过速和心律不齐等症状。

2. 使用触摸的注意事项　触摸虽然有积极的作用，但护士在护理工作中应保持敏捷和谨慎。在实际应用时，要考虑性别、年龄、社会文化背景、关系的亲疏、情境及触摸的形式等诸多因素，选择相应的触摸方式。由于人们受沟通背景等因素的影响，对触摸的理解、适应、反应的程度是有差异的。在专业范围内，审慎地、有选择地使用触摸对沟通交流有促进作用，反之，则会产生消极的作用。

知识链接

触摸的作用

美国迈阿密大学的菲尔德博士与他的同事们曾对“婴儿抚触”进行了临床试验与研究，其结果揭示了“婴儿抚触”的三大作用：一是增强免疫系统功能，提高应激能力，治疗和预防婴儿某些疾病；二是促进生长发育，增进食物的消化和吸收，减少婴儿的哭闹，增进睡眠；三是促进神经系统的发育，有益于婴儿大脑及行为的发育，增强智力发展。

二、静态语言

静态语言是相对动态语言而言的。在人际交往中，交往双方的衣着、妆容、人际距离、空间位置、环境等都处于相对静态中，对沟通起着关键性的作用。静态语言包括仪容仪表、空间效应、时间控制、环境布置等。

（一）仪容仪表

仪容仪表包含服饰、皮肤和头发，它是一种无声的语言，通过它既可以表现自己，也可以充分了解别人。

在人际沟通中，仪容仪表往往能以一种直观的方式明显地传达出一个人内在文化素养和审美情趣，以及身份、地位、经济实力等信息，也能表现一个人的心理特征、社会特征和对交往对象的态度。在护理工作中，护士得体的服饰既能为病人带来视觉上的美感，也能为病人带来心理上的安全感，并体现护士对病人的尊重和重视。如护士衣着整洁、合体，仪表端庄稳重、和蔼可亲，在一定程度上会给病人留下很好的印象，产生良好的沟通效果。护士应按医院要求统一规范着装，保持衣服的清洁，一旦污染及时更换，重视面部、四肢、头发的修饰，可以化淡妆，给病人良好的第一印象。

（二）物理环境

物理环境不仅影响人们的心情，也影响沟通的频率和效果，甚至传递出非常重要的信息。在整洁、优雅的环境中生活和工作，不仅让人感到舒适、愉悦，还会让人精神放松，有益于身心健康。护士要创

笔记

造良好的医疗环境，以满足病人治疗康复的需求。

非语言沟通涉及的物理环境包括房间结构、室内布局、适宜的温度和湿度、适时通风、绿化采光等。

（三）空间效应

1. 人际距离　人际距离是指人和人之间的空间距离，是人际关系密切程度的一个标志。心理学家研究发现，距离不同，沟通也会有不同的氛围。距离较近，沟通气氛比较融洽，而当距离较远时，容易造成敌对或攻击的气氛。沟通双方之间距离的远近，取决于双方的亲密程度、谈话内容、环境因素。人际距离分为亲密距离、个人距离、社交距离、公众距离四种（表 7-3）。

表 7-3　人际距离

种类	距离	应用范围	注意事项
亲密距离	<0.5m	适用于关系亲密的人；护士测量体温、脉搏、呼吸、血压，进行皮肤护理、临终护理、观察病情等	非亲密关系的人无缘无故地闯入这种距离，会视为个人空间被侵犯
个人距离	0.5~1.2m	适用于亲朋好友、医护之间、护患之间	谈话声音不宜过高，宜柔和、亲切
社交距离	1.2~3.5m	适用于社交，小型会议、交接班、会诊等，多采取这种距离	谈话音量适中，对无关者也不保密
公众距离	>3.5m	一般用于健康教育、演讲、授课、演出等	谈话内容不涉及个人私事，声音较高

2. 界域语　是通过人在交往时所处的位置及其变化来传递信息、表情达意的一种无声语言。巧妙运用界域语，能畅通信息传播、调谐人际关系，从而形成良好的情感交流氛围，促进双方的沟通和交流。如人们对位置的选择与彼此间关系及沟通的目的有关。

图片：界域语

A 与 B1：“汇报谈心式”，适于医护人员与病人之间的谈话或者与上级汇报工作时。

A 与 B2：“友好信赖式”，常用于关系密切的好友或者是上司与员工谈心。

A 与 B3：“防范竞争式”，多用于谈判，也见于人际关系紧张时。

A 与 B4：“互不相关式”，多用于公共场所，如图书馆、餐厅中陌生人之间交往等。

护士在与病人沟通时，应根据交往的内容、交往场合和交往对象选择适宜的界域语，以产生最佳的沟通效果。

（四）时间控制

时间本身不具有语言的功能，但在人际沟通中，对时间的掌握、控制和利用，却反映沟通主体对沟通事项及对象的微妙态度。文化背景不同、社会地位不同的人的时间观念也有所不同。如德国人讲究准时、守时，这反映了他们的个性和价值观。地位高的人往往通过使他人等待来显示自己的时间更具价值，然而，这对交往的对方来说是不公平的，常会引起对方的不满而影响彼此之间的合作与交往。

护理工作是一项连续性的工作，需要同行们通力协作才能完成。遵时守约，按时交接班、准时参加案例讨论会、晨会、学术研究会，既是尊人敬人的表现，也是自我素质的展示。

三、辅助语言

辅助语言是指伴随话语而出现的音调高低、声量大小、节奏快慢、抑扬顿挫，甚至停顿、犹豫等非语言信息，对语言具有一定影响力，可展示个性与感情，突出重点、渲染气氛。

（一）语速

指说话的速度。语速快与慢给人的印象完全不同。说话语速较快，给人以充满活力和热忱的印象，并且能够吸引听众的注意力；说话速度较慢，可以给人认真、权威和思虑周密的良好印象。

（二）语调

语调即说话的腔调，就是一句话里声调高低、抑扬轻重的配置和变化。一般情况下，柔和的语调表示坦率和友善，在激动时自然会有颤抖，表示同情时略为低沉。不管说什么话，阴阳怪气就显得冷

笔记

嘲热讽；用鼻音哼声往往表现傲慢、冷漠、恼怒和鄙视，是缺乏诚意的，会引起人的不快；嗲声嗲气则让人往声色方面联想。恰当自然地运用语调，是顺利交往和沟通成功的条件。

（三）音量

音量指的是说话声音的高低程度，高音更具权威、自信、悦耳，但也有恐惧、惊奇或气愤；低音则显得不够自信，与愉快、烦恼、悲伤的情绪相联系。比如一句简单的口头语“真棒”，当音调较低、语气肯定时，“真棒”表示由衷的赞赏；而当音调升高、语气抑扬，则完全变成了刻薄的讥讽和幸灾乐祸。

（四）语气

指在语言表达过程中的情绪表现。语气附着于整个语句中，通常要将音调、语速、语调、停顿进行协调处理，产生整体效应，使语言表达的效果增强。护士在与病人沟通时，要注意说话的语气，切忌用高人一等、满不在乎、漫不经心的态度和命令式、惩罚式的语气。

四、类语言

类语言是一种伴随性语言，它指有声而无固定意义的语言外符号系统。包括咳嗽、呻吟、叹息、笑声、哭泣等。在人际交往中，熟悉和掌握类语言的成分，将有助于通过声音来判断对方的情绪，了解人们的需求，以便能及时做出反应，实施有效的沟通。

病人的类语言可以传递病情变化的信息，提醒医护人员正确进行医疗和护理活动。如病人呻吟表明身体不适，哭泣说明伤心或遇到难题。同样医护人员的类语言也可以为病人提供信号，如护士为病人介绍病情时，不自觉地发出叹息声“唉……”，病人会认为自己的病情很重，从而增加心理负担。

第三节 护理工作中非语言沟通的应用

护患交往时，一次眼神的交互、一个会心的微笑、一个不经意的手势、几秒钟语言的停顿，都可能蕴含着十分重要的含义。护士适当使用非语言沟通技巧，可以促进护患关系的和谐和护患沟通的顺利进行。

一、非语言沟通应用的基本要求

非语言沟通广泛应用于护理工作中，这种行为多数情况下是一种无意识的表现，真实地反映出护士和病人的信息。了解非语言沟通运用要求，有助于护理工作的顺利进行。

（一）尊重病人

在非语言沟通应用中，首先要体现对病人的尊重，即把病人放在平等位置上，使处于疾病状态下的病人能保持心理平衡，保持人的尊严，不会因患病而受到歧视。

（二）适度得体

护士的举止和外表等非语言信息常常直接影响病人对护士的信赖和对护理治疗的信心，更影响良好护患关系的建立。护患交往中，护士的非语言沟通行为要适度、得体，如护士的姿态要落落大方，笑容要适度自然，举止要礼貌热情，并体现出专业的特点。

（三）因人而异

护理服务对象千差万别，其非语言沟通行为也不尽相同。护士要根据病人的个性特点采取不同的沟通形式，以保证沟通的有效性。另外，护士在不同的护患沟通情境下及与不同文化背景的病人进行沟通时，应合理应用非语言沟通行为。

（四）注重反馈

护士在与病人交往时，必须时刻关注对方目光、表情、身体动作的细微变化，这些信息常常就是对方此时的真实理解、感受的反馈，而只有反馈被充分关注到，并正确接受和理解时，信息交流才能有效。

笔记

二、非语言沟通应用的技巧

(一) 接待门诊、急诊病人的非语言沟通技巧

1. 仪容仪表规范　门诊是医院的窗口，接诊护士的外在形象直接影响到病人对医院的最初判断。良好的仪表给病人以信任感、安全感，同时有被尊敬的感受。护士在上班前，应整理好自己的仪容仪表，重视面部、肢体、发部的修饰，着装整洁、庄重、大方、合体，禁忌浓妆艳抹、佩戴大耳环、工作服脏污或缺扣等。

2. 面部表情温和　人的面部表情可表达喜、怒、哀、乐、恶、惧等基本情感。门诊就诊的病人病情不同，表情也各不相同。护士应细致观察病人的面部表情，为诊疗疾病提供依据，同时也要善于应用面部表情，增加护患之间的亲近感。一般情况下常用微笑，病人会感觉到友善、轻松和信任感，能有效地缩短双方的距离，为进一步沟通打下基础。

3. 目光热情亲切　护士要合理使用目光语，给病人正向的鼓励与支持。禁忌使用斜视、俯视、虚视、眼皮低垂，或只管自己干活，不看病人。作为护士，无论病人如何，热情亲切的目光都能使病人产生一种友善的感觉与亲切的印象，从而唤起病人战胜疾病的乐观情绪，使病人主动自觉地配合治疗和护理。

4. 站姿稳重优美　门诊预检分诊时，导医的护士常采用站姿迎接病人。护士在站立时力求端庄稳重、自然得体、优美大方。歪头斜肩、双腿叉开、手脚随意乱动、倚墙或靠墙等会给人无精打采、自由散漫的感觉。

5. 指示手势明确清晰　门诊病人多是初次就诊，对医院的布局不清楚，护士应根据个体情况，使用语言和规范的指示手势，为病人指明就诊路线，危重病人应陪同检查，以防发生意外。指引路线时，应注意掌心向上，手指并拢，同时面带微笑，目光注视病人。

6. 处理急诊沉着冷静　急诊病人病情紧急、危重，病人和家属都会出现焦虑、恐惧的情绪，护士应该给予恰当的解释，同时配合医生进行抢救。接待危重病人或使用轮椅、平车的病人，护士应立即上前热情迎接、果断地采取措施；接待意识不清的病人，应迅速镇静地将病人推入抢救室，尽快向家属了解病情；接待外伤、骨折的病人，应协助医生为病人止血或固定伤肢；在抢救危重病人时，动作要轻、快、稳，以求尽快减轻病人的痛苦；面部表情要专注，不应微笑，病人痛苦时可皱皱眉头，以示同情，给病人心理安慰。

(二) 服务住院病人的非语言沟通技巧

1. 创造舒适温馨的医疗环境，保证病人的安全　医院的物理环境是影响病人生理与心理舒适的重要因素。要求温馨安静、整洁舒适、适时通风、采光良好。

(1) 温馨安静：病房墙壁大多采用白色，给人清洁、庄重的感觉；也可根据科室类别，选择绿色或浅蓝色，给人宁静舒适的感觉。墙壁或廊柱上应设立导医牌和温馨提示语。病区内应避免噪声，工作人员在执行各项操作时要做到“四轻”，即说话轻、走路轻、操作轻、关门轻。

(2) 整洁舒适：及时更换污染的被褥和病人衣裤，整理病床单元，保持病室内整洁。适宜的温度、湿度有利于病人休养及治疗，一般病室冬季的温度以 18~22℃为宜，婴儿室、产房、手术室以 22~24℃为宜。病室相对湿度在 50%~60%。

(3) 适时通风：病室应定时开窗通风换气，每次通风 30 分钟左右。冬天通风时要注意保暖，避免冷风直吹病人。

(4) 采光良好：室内光线要适宜，有利于护士治疗和病人休养。

2. 运用非语言技巧，获取病人真实信息

(1) 认真倾听，及时记录：护士在采集病史时要关注对方的每一个看法、每一句话，可选择坐位或站位，选择坐位时应该端坐，身体略微前倾，站立时全身要稳。倾听过程中，偶尔向对方点头表示你的赞同，也说明你认真听了对方的谈话。将病人的信息客观地记录在病历上，但要注意，不能只顾低头记录而忽视与病人的目光交流。

(2) 逻辑清晰，音量适中：在与病人沟通时，表达的逻辑思路很重要，应该把握住表达的主线，传递时声音的大小、音调的高低、重音的把握都要加以控制，要使你的每一句话都很清晰、表达连贯，使对

笔记

方容易理解接受。

(3) 合理安排时间，正确使用空间效应：采集病人病情信息和进行健康教育，都需要一定的时间保证，护士应在充分了解病情后做合理安排。采集信息一般安排在病人入院当天，病人进入病房休息片刻安静下来后进行。根据病人病情，可选择个人距离，采取站立或坐位；为病区病人进行健康宣教，涉及的人数较多，应选择下午或晚上，病人治疗结束之后，选择社交距离或公众距离，用病人可以理解接受的语言和非语言进行宣教。注意考虑病人病情，把握好总体时间，不能过长，超过病人身体承受能力；也不能太短，达不到教育目的。对孤独自怜及异性病人，护士要有意识地控制和病人的距离，以防引起误会。

3. 运用非语言技巧，做好治疗护理

(1) 做好三查七对：护士在为病人治疗前，应先做好三查七对工作。在病人床前，采取规范站立、上身略前倾的姿势，面带微笑，询问病人的姓名；轻轻掀开被子，查看腕带；至床尾，下蹲后核对床尾卡。核对无误后向病人解释操作的目的及配合要点。

(2) 动作轻稳，保护安全、隐私，注意保暖：很多操作要使用金属仪器，在操作时，要严格遵守操作规程，防止操作带给病人伤害。如注射前，认真检查针头的锋利程度，防止带钩、弯曲；仪器直接接触病人皮肤时，应先揉搓温暖后再使用；如需暴露病人皮肤或隐私部位，应事先疏散病室内异性或使用床帘遮挡；需要搬动病人身体、肢体时，应合理应用节力原理，轻、稳地抬起、翻动，防止用力过猛损伤病人；遇到昏迷、躁动不安、自伤倾向的病人，应使用床挡或约束带加以约束，防止坠床；天气寒冷，要注意加盖毛毯或棉被，防止受凉。

(3) 正确使用触摸：护士在为病人做治疗时，触摸是不可避免的，如为病人测量血压、观察脉搏、进行肌内注射、皮肤按摩、观察皮肤弹性和冷暖及帮助病人翻身、叩背等，此时护士必须进入病人的亲密距离，应向病人做出解释和说明，使病人有所准备并给予配合。

4. 运用非语言技巧，保障护理交接班、护理查房质量

(1) 晨会交接班：晨会交接班由护士长主持，所有人员都要准时参加。交班的护士要做好个人清洁卫生、着装整洁，向大家介绍值班情况时要吐字清晰、重点突出、全面概括，时间不能太长；接班的护士要求衣帽整洁、仪表端庄、精神饱满，不允许边穿衣服边参加晨会，听取接班内容时，应规范站立，面向交班者，双目平视、全神贯注，不允许东张西望、交头接耳。

(2) 病床边交接班：床边交接班的对象主要包括新入院病人、危重病人、术后病人、病情有特殊变化的病人、需要做特殊检查的病人。护士在交班时，应考虑病人的具体情况，语言表达精炼简洁、避开病人隐私与需要保密的部分内容，表示出对病人的尊重；接班者检查病人时动作要轻柔、细致、严肃、认真，注意保护隐私与保暖。

(3) 护理查房：走进病房，应环视病房内所有病人，和他们打招呼、问候，不盯着特殊体貌的病人、不瞪视不讲卫生的病人，不特殊对待某个病人，目光应亲切、柔和，给人以平等友善的感觉。

(三) 迎送住院、出院病人的非语言沟通技巧

1. 根据病人不同情况，选择合适的迎送方式　病人新入院或出院，护士要根据具体情况，选择合适的运送工具。对于病情较轻、行动自如的病人，鼓励病人步行入院或出院；对于病情较重、不能步行的病人，可以选择轮椅或者平车运送。在使用轮椅、平车前，要先检查性能，保证病人安全，运送途中注意观察病情，如出现意外，要及时处理。

2. 对新入院的病人，要热情接待　病人入院时，护士要起立面向病人，微笑相迎，其他护士如果在场，也应暂时停下手中的工作，抬起头来，点头以示欢迎。带病人到安排好的病房，向病人介绍室友、主管医生、责任护士、住院环境、医院的规章制度，消除病人对周围人、事、物的陌生感，尽快适应病人角色。

3. 对出院的病人，应真诚地祝贺　病人出院可以采用握手礼表示祝贺。病人离开时，应送上一段距离，一般可送至病区门口等病人走出视线；或送至电梯口待电梯门关闭后离开；有条件的医院可使用本院的专用车护送病人出院，或者征求病人意见后为病人约出租车。使用汽车护送病人时，要将病人送至车上，待马达发动时方可转身离开。

笔记

(四) 服务特殊病人的非语言沟通技巧

1. 失语病人 在临床护理工作中，常会遇到由于各种原因导致失语的病人，如喉癌根治术后、脑外伤、脑卒中、气管插管、口腔疾病等致失语，与这些病人交流，非语言沟通成了唯一的方式。除了正确使用首语、目光语、微笑、触摸、空间效应外，护士可以根据病人情况与病人规定一些标志性非语言动作，来达到双方的顺利沟通。

(1) 使用标志性语言：如对于神志清楚、听力正常的病人，可以用语言为其讲解病情，病人可以采用非语言行为来表达自己的感受和需要，如用手指指向某个部位握紧拳头表示该处疼痛、竖起大拇指表示满意舒适、用手拍打臀部表示大小便、翻转手掌表示需要翻身等。这些手势语可根据病人情况与病人一起制订，护士反复强调，直到病人记住并能灵活应用。

(2) 使用提示卡片：小卡片写上词语，如“喝水”“睡觉”“吃饭”等，病人可以使用卡片表达自己的需求。

(3) 使用文字表达需要：为病人准备写字板、笔，让病人随时写下自己的需要。护理失语病人，护士要安排更多的时间，在床边细心观察病人病情，了解病人非语言及标志性语言的含义，提供更多的情感支持，解决病人的实际问题。

2. 儿童 年龄较小，对医疗知识缺乏，甚至不会用语言表达，但他们对外界充满好奇、求知欲强、接受能力强、模仿能力强。儿科护士应针对儿童的生理和心理特性，灵活使用非语言沟通技巧。

(1) 环境布置：儿科诊室和儿科病房布置有别于其他科室，应尽可能摆放一些儿童喜欢的装饰物和图片、贴画玩具、儿童读物等，墙壁颜色以蓝色或浅绿色为主，尽量避免白色，以减少给儿童带来的恐惧。设立儿童活动室，让病情许可的孩子在活动室做做游戏。

(2) 护士着装：儿科护士着装要活泼、美观、合体、清洁，避免单一色彩和款式，尽量迎合儿童心理。目前有医院给护士定制两件套儿童装式护士服，里面是白色的长袖或短袖工作服，外面加红色外套或背带裙，看起来活泼大方，深受孩子们的喜爱。

(3) 多使用手势语：在与儿童交往时，可考虑多使用手势语，加以强调、肯定、示范。如教儿童使用床头铃，可先给他示范怎么操作，并让他自己尝试操作；对于配合较好的孩子要及时鼓励，伸出大拇指告诉他，他很棒、很坚强；对于孩子比较害怕的检查或操作，可以用通俗易懂的话语讲解，并配合手势指示，让孩子事先有个大致的了解；也可以用孩子们喜欢的动画片中的人物激励他们。

3. 孕产妇 是一类特殊的群体，因为怀孕、分娩、哺乳，她们的生理、心理体验有别于其他女性。在进行孕检、产前检查、待产时，医院的特定环境会使她们产生陌生感和恐惧感；分娩阵痛或剖宫产术后的疼痛让她们的心理更加脆弱，容易出现抑郁症；母乳喂养的知识缺乏，使她们无所适从，这期间非常需要护士和家人的关怀和安慰。

(1) 做孕检、产前检查时：妇女孕期要做多次检查，每次都会暴露腹部，产前检查要暴露会阴部。门诊护士、助产护士要充分考虑到孕妇的自尊，关好门窗、拉上窗帘，或在检查床边拉起围帘予以遮挡；检查室应该光线明亮，便于观察；检查时动作轻柔，避免仪器伤害孕妇；天气寒冷应注意保暖；上下检查床应提供帮助，防止磕碰和摔伤；耐心解答孕妇的疑问，及时予以孕期健康指导。

(2) 待产时：待产孕妇阵痛比较明显。发生阵痛时，可握住产妇的手，抚摸腹部，为其擦干汗水；在阵痛间歇，嘱咐产妇闭上眼睛休息，教她做深呼吸；播放舒缓的轻音乐，在轻松愉快的环境中养精蓄锐。

(3) 产后：及时告诉产妇分娩结束，将清洗干净的新生儿抱到产妇身旁，及早进行吸吮，促进亲情建立。

4. 老年人 由于老年人的感觉、知觉、记忆力、思维能力、智力等方面都发生了变化，心理状态也发生了改变。护士与老年人的沟通应把重点放在非语言沟通上，这将使沟通更具表现力和亲和力。

(1) 充分了解病人信息：护士可从病人的着装、修饰了解其职业、健康状况、文化层次等信息，根据病人具体情况，选择适宜的非语言沟通方式。

笔记

(2) 病房环境温馨安全:尽量把病房布置得具有家庭氛围,病床高度以老年人坐下来双腿水平为宜;墙壁边装有扶手,便于老年人行走;地板要防滑;卫生间设置坐便器、呼叫器;有条件的医院为老年人配备老花镜;病房内放置老年人感兴趣的书报,便于老年人阅读。

(3) 正确使用辅助语言:与老年人交流时,尽量选择坐位(或蹲位),投以关注的目光、微笑的表情,以示对老年人的尊重。护士可握住老人的手,耐心倾听对方诉说,不时点头表示你在认真听,适当地给老人整理被子、梳梳头发、递下水杯、扶正老花镜。与老年人讲话时,速度要慢,声音要大,一句话只表达一个意思,如果老人没有理解要多重复。对于思维混乱的老年人,不要与之产生争执,应表示更多的关怀和接纳。

5. 传染病人　传染科的病人因疾病具有传染性,有时会受到社会的歧视,承受着较大的心理压力。而护士在治疗和护理时又总是采取佩戴口罩、帽子和穿着隔离衣等防护措施,这无形中又增加了病人的思想负担。护士要善于使用非语言沟通技巧,如在采集病史时,病人往往隐瞒病情,护士应讲解真实病历的重要性,以支持、放松的目光和微笑鼓励病人讲述实际病情;如病人出现烦躁不安、大发雷霆或拒绝治疗及护理时,护士最好采取适时沉默与耐心倾听相结合的方式,使病人的压抑情绪得到释放;在与病人进行交流沟通时要注意保持优美的体态,手势的运用要大方、得体;在适当的范围内对病人实施触摸行为,如握手、拍肩,这对于具有传染性、饱受歧视的传染病病人来说是非常重要的;要善于使用热情、亲切的目光语,给病人以鼓励和爱护。

6. 手术病人　手术病人往往有对手术的恐惧和对术后功能恢复的忧虑,护士要做好术前、术中、术后的护理工作。

(1) 手术前:用通俗易懂的语言阐明手术的重要性、必要性。主动向病人说明术中可能出现的一些生理和心理上的感受及手术中需要配合的注意事项。这样可以减少病人的忧虑,加强治疗疾病的信心。

(2) 手术中:向病人介绍手术室的环境、手术医生和护士的姓名,巡回护士要主动与病人沟通,协助病人上手术床、盖好盖被;要提前做好准备工作,避免让病人一个人躺在床上等待,这样会加重其恐惧心理,严重者会影响手术的顺利进行;提醒病人及时把不适告诉医护人员,如恶心、胃肠不适、伤口疼痛、肢体酸痛等,以便采取必要措施;巡回护士多使用抚触,如用手轻抚病人的额头、握住病人的手、轻轻按摩受压肢体等,使病人得到心理安慰。

(3) 手术后:护士护送病人到病房,在搬运病人时要轻抬轻放,防止拖拉;要特别注意保护病人的隐私,注意保暖;安置好各种管道;对于麻醉未清醒病人,要特别观察病人的面部表情和肢体动作,从而了解病情;保持环境安静、舒适。

7. 临终病人　临终病人的病情复杂多变,需要医护人员随时抢救护理;病人对疾病的预后往往出现比较复杂的心理变化,这要求护士密切观察病人的体态姿势、神态、面部表情、眼神等,从他们的各种非语言行为中探求其心理状态,给予相应的护理。

(1) 疾病告知时:世界卫生组织提出一个比较合理的告知病人病情的方法:分阶段分次告知病人病情,既要留有余地又要给病人希望。观察病人获知病情后的表现,认真耐心倾听病人述说,给予适当的引导;鼓励病人发泄,对病人粗暴的言辞和行为,给予充分的理解和宽容;病人有接受倾向时,多给予鼓励;了解病人信仰,提示病人安排后事;根据病人体力情况,与病人沟通时间尽量简短,控制在10~15分钟;多给家属提供陪伴机会,使病人感受到亲情。

(2) 抢救治疗阶段:护士走路要轻盈、稳重;抢救时切忌慌乱,要有条不紊;将病人安置在舒适卧位,保持床单清洁、无异味;可以握住病人的手或抚触前额,以减少恐惧,增加安全感;使用呼吸机、吸痰、胸外心脏按压等抢救治疗措施时,要遵循操作程序,动作轻柔规范,避免给病人造成伤害。

(张涌静　董　谦)

笔记

思考题

李女士，40岁，因便血2个月入院。结肠镜检查：降结肠与乙状结肠交界处见菜花样肿块。诊断：结肠癌。予以肠道准备等待手术治疗。护士小吴为病人做肠道清洁。她携带灌肠用物轻轻走进病房，先为李女士介绍灌肠的目的，告诉她灌肠中需要配合的地方，然后拉上围帘，协助病人将臀部移到床边，垫上治疗巾，将肛管润滑后轻轻插入病人直肠，一边插管，一边观察病人反应。液体灌完后，又搀扶病人如厕，如此反复进行，直到灌肠结束。

请思考：

小吴在为病人灌肠中应用了哪些非语言沟通技巧？

思路解析

扫一扫，测一测

第八章　护理实践礼仪

08章 PPT

学习目标

1. 掌握护生实习前的准备；护士在不同岗位上的工作礼仪；涉外护理礼仪的基本原则及规范。

2. 熟悉涉外护理礼仪的禁忌；医院的核心制度。

3. 了解护生实习期间的权利与义务；部分国家的主要习俗礼仪常识。

4. 能正确运用基本社交礼仪，在实习与工作中建立良好的人际关系。

5. 具有自我管理能力，能够胜任不同岗位的护理工作；具有严谨求实的工作态度，能正确运用涉外护理礼仪常识，提升人文素养内涵。

随着医学模式的转变，人们对健康的需求及服务质量的要求越来越高，特别是在护理实践中礼仪已成为代表医院和社区护理文化建设的重要组成部分。护理实践礼仪是护士在护理实践活动中应当遵守的行为规范，是护士素质和修养的综合体现，更是其职业道德的具体表现。良好的礼仪修养可以增进护患关系，营造和谐的工作氛围，促进病人康复。

第一节　护生实习礼仪

情景导入

张某，女，48岁，高中文化。因晨起在公园晨练淋雨后突然出现畏寒、发热、咳嗽、咳铁锈色痰液伴胸痛1天，门诊以肺炎收入院。入院后医护人员给予相应的治疗和护理。住院第2天早上，护生为病人进行静脉输液。张某问：“你是实习的吧？”护生：“是的，我是护校来实习的，已经实习3个月了，已熟练掌握了静脉输液的技能，您的血管又粗又直，我有信心能一次穿刺成功，请您放心。”张某：“哦，好吧。”护生一次穿刺成功。

请思考：

1. 护生与病人成功沟通的因素是什么？

2. 如果病人以你是实习生的原因拒绝你，你将如何与病人沟通？

临床实习(clinical practice)是护理学生(以下简称护生)将护理理论知识、技能和临床实践工作有机结合的过程，是培养护生分析问题、解决问题、服务病人的综合能力，走向临床工作必不可少的重要环节。临床实习阶段是护生将基础理论应用于临床实践的过程，是学生从学校走向社会的“桥梁”，是

笔记

职业生涯的起点，直接影响到今后能否顺利入职、更好更快适应工作岗位。因此，护生在实习前应在专业知识、基本技能、心理态度、仪容仪表等各方面做好充分准备，实习期间能正确运用基本的礼仪规范，符合职业要求的仪容仪表并具有文明得体的言行举止、端正的实习态度、积极进取的学习精神等，与临床带教老师、护士长、科室同事、实习同学以及病人、家属等建立良好的人际关系，圆满完成实习，为今后顺利走上护理工作岗位打好坚实的基础。

一、实习前的准备

（一）知识与技能的准备

护生在学校所受到的学习和教育，与临床实习的需求存在一定的不一致性。而病人是个有机整体，个体的差异和复杂的病情，需要护理人员综合运用所学知识进行分析和处理；技能操作从模型人身上转变到病人身上进行，会让护生感觉难以适应、不知所措；病人的咨询或反问、病情的多变、仪器设备的不断更新、沟通能力的欠缺等因素，更使护生感到无所适从。实习前强化训练是解决知识和技能差距的有效途径，训练内容包括：

1. 专业理论知识　实习计划中常见疾病的临床表现、常用药物及不良反应、常见护理问题、临床新知识和新进展等。通过案例分析、小组讨论、情景模拟等方法，提高护生分析问题的能力。

2. 护理操作技术　基础护理技能操作是满足病人生理、心理和治疗需求所必备的基本技能。护生应达到熟练操作的水平，才有可能从容面对病人。可根据临床案例引导出相关护理操作项目，培养学生整体护理观念、应急变通和与团队合作处理问题的能力。

3. 基本沟通能力　通过案例分析教会学生医护、护护及护患之间基本的沟通方法和技巧，避免因沟通不畅发生护患纠纷，使实习过程顺利进行。

4. 职业礼仪修养　护生应做到仪表规范、举止得体、语言文明，掌握与带教老师、病人和其他医务人员的交往礼仪，以及护理操作过程中的基本礼仪规范。

（二）心理准备

临床实习是护生从学生角色向护士角色转变的重要阶段，护生如何调整心理、适应现实，对实习过程和以后的工作起着至关重要的作用。

1. 接受现实落差的心理准备　护生在校接受了专业思想教育，使其对护理专业充满了美好的憧憬。但进入医院实习后，面对受病痛折磨的病人、焦虑不安的家属，加上护理工作的琐碎和繁重，护生会产生心理落差；当受到病人家属的挑剔、指责、拒绝时，有时不能处理好护患关系，甚至发生冲突。理想与现实的落差，使部分护生产生了职业自卑感、失落感。护生要参加实习前的心理指导，学会调整心态，辩证地看待问题，以南丁格尔精神激励自己。改变“要我学”惯性的学习方法和策略，转变为“我要学”的自觉行为，真正了解护理专业的需要，提高沟通能力，得到老师和病人的认可，克服落差感。

2. 护理异性病人的心理准备　第一次因护理工作需要接触病人的隐私部位，尤其是异性病人时，免不了紧张甚至尴尬。为此，护生要摆正“护理职业”与“病人性别”的关系。护理异性病人尤其是同龄异性病人时，要把握好分寸，避免过度热情，做到不卑不亢、以礼相待。交流时语气平缓，讨论的话题不能偏离病人的病情和医疗护理相关的内容，不谈论个人隐私，以照顾病人为首要职责。涉及异性病人隐私部位的护理操作，应有带教老师在场，避免造成误解，也要做好自身防护的准备。病人也有权利选择与自己同性别的护士为自己操作。

3. 接受挫折的心理准备　在生命的长河中，每个人既有一帆风顺的时候，也有经历坎坷和挫折的时候，护理工作中也是一样。护生在实习过程中还没有练就熟练的技术，未完全掌握与病人、家属、老师沟通的技巧，可能会遇到更多的挫折。常见的挫折有：①操作失败的挫折；②病人不认可、不信任；③工作失误时会被带教老师严厉批评。这些挫折会让护生感觉到委屈、不被理解或有挫败感。护生应有充分的心理准备，端正学习态度，辩证看待问题，学会自我调节，以积极乐观的态度来适应环境变化；树立“全心全意为病人服务”的思想观念，用换位思考的思维方式和强有力的执行能力，得到实习老师的悉心指导和病人的认同。

笔记

（三）基本生活能力

临床护理工作基本上是"三班制"。初入临床时，为了适应这种工作需要，原有的作息时间就要被打乱。中午班、夜班等严重影响了正常的睡眠和饮食规律，如果适应不良，必会严重影响身心健康、工作和学习质量。为此，岗前教育要做好护生的生活指导，引导学生及时调整生活节奏，合理安排学习、活动和睡眠时间，减少或避免生理性疲劳，加强营养，进行身体锻炼，保持健美的体魄和充沛的精力，提高生活方面的适应能力。

（四）熟悉医院的环境与制度

实习医院确定后，护生应尽快了解医院的布局和规章制度，以更好地适应工作、服务病人，严防差错事故的发生。

1. 熟悉医院环境　护生应熟悉医院各部门的位置：①行政部门的位置：护生要熟知护理部、人力资源部、医政科、后勤科等行政部门的位置；②业务部门的位置：护生要熟悉门诊各科室、病房各科室及辅助检查科室的位置，以便工作及引导病人；③生活设施的位置：如食堂的位置等。

2. 熟悉医院制度

（1）查对制度：护士在执行各种医嘱、进行各种处置时须认真查对，确保正确无误，并签字记录。护士在进行各种护理操作时，至少要采用两种以上的方法对病人的身份进行识别，如：姓名、年龄、床号等。近年来，医院多采用病人标识腕带作为病人身份的识别标志，以保证实施对象的唯一性和正确性，禁止凭主观印象或床头卡等作为唯一的识别依据。

知识链接

病人标识腕带

病人标识腕带（patient identification wristband）是系在病人手腕上标有病人重要资料的身份标识带，能够有效保证医院工作人员随时对病人进行快速而准确的识别。腕带上根据科室不同设置相应内容，基本内容包括：科室、姓名、性别、年龄、住院号、床号、血型等。填入腕带识别信息必须经两人核对后方可使用，若损坏更新时，需要经两人重新核对。腕带上有一个一次性搭扣，一旦扣住就不能打开，病人不能随便脱卸。腕带原则上佩戴病人左手腕，佩戴时垫 1~2 指按紧搭扣，松紧适宜，并向病人做好解释工作。

（2）护士交接班制度：病区护理工作具有 24 小时连续性，三班制轮流完成，每班之间实行交接制，以保证护理工作不中断，并应有书面交班本。上下班次之间，对危、重、新及手术前后病人情况进行床头交接，按规定项目及数字交清剧毒、麻醉药品，医疗器械及病人特殊检查、收集标本情况等。

（3）分级护理制度：病人住院期间，医护人员根据病人病情及生活能力确定并实施不同的护理级别，一般分为特级护理、一级护理、二级护理、三级护理。

（4）护理查房制度：护理查房有护理部主任查房、科护士长查房、病区护士长查房，也有医院实行主任（副主任）护师、主管护师、护师三级查房制，通过查房了解、讨论、解决护理疑难问题，为护理的教学发展提供典型素材。

（5）急危重症抢救制度：抢救危重病人时，医护人员要密切配合，护士在执行口头医嘱时必须重复一遍。在抢救过程中要做到边抢救边记录，记录时间具体到分钟。未能及时记录的，有关医务人员应当在抢救结束后 6 小时内补齐，并加以说明。

（6）病历管理制度：护生在实习过程中应在带教老师的指导下，按规定书写护理记录，并经带教老师审阅、修改后双方签名。

（7）手术安全核查制度：手术安全核查是由具有职业资质的手术医师、麻醉医师和手术室护士三方，分别在麻醉实施前、手术开始前和病人离开手术室前，共同对病人身份和手术部位等内容进行核查的工作。

笔记

（8）信息安全管理制度：医院计算机操作人员必须按照计算机正确使用方法操作计算机系统，不得擅自拆装计算机硬件系统，原则上不允许接入互联网。医院计算机内不得安装游戏、即时通讯等与工作无关的软件，不在院内计算机上使用来历不明的移动存储工具。

（五）实习护生的权利与义务

《中华人民共和国护士管理办法》第十九条规定，护理专业在校生或毕业生进行专业实习，必须按照卫生部的有关规定在护士的指导下进行。“放手不放眼”则概括了教师既应给护生提供实践锻炼的机会，又要对护生的行为予以密切督导。实习护生尚未取得护士执业证书，不能独立从事诊疗技术规范规定的护理工作，一切护理活动必须在执业护士指导下进行，并把观察到的情况及时向老师汇报。凡是需要签名的地方，不可代替或模仿老师签字，所做的工作必须在实习生签名后由带教老师复核确认后签名。实习护生的所有行为必须按照护士的标准严格要求，为从事护理工作打下良好的基础，同时注意必须在带教老师的监督和指导下做好护理工作，没有经过带教老师的允许，擅自独立操作而造成病人的损害，要承担相应的法律责任。

二、实习过程中的基本礼仪

（一）重视“第一印象”

在与陌生人交往的过程中，所得到的有关对方的最初印象称为第一印象。第一印象并非总是正确的，但却总是最鲜明、最牢固的，并决定着以后双方交往的过程和程度。护生要从仪表、语言、举止等多方面表现自己，展示谦虚、礼貌、认真、敏捷的形象，做耐心的倾听者，以真诚的方式与对方交往。

1. 仪表端庄，举止文雅　护士服、护士帽、发型、面部修饰等要得体，举止倾向职业化，尽量避免幼稚的动作。

2. 语言文明，面带微笑　语言清晰，通俗易懂，多用“请、谢谢”等文明用语，交谈时面带微笑，落落大方。

3. 善于倾听，态度真诚　不仅听取对方口头表达的内容，还包括观察非语言的行为，如动作、表情、语音、语调，同时还要有适当的反馈。听后思考，不懂再问。态度应真诚，不虚伪、不做作，才能得到对方的信任。

4. 介绍自己，主动交往　护生应以恰当的称谓称呼病人，主动向病人做自我介绍，下次见面主动打招呼，并懂得赞美和关心别人，为交往打下良好的基础。

（二）护生与医务人员的交往礼仪

实习环境是一个小的社会环境，环境中有各种人际关系存在，如与带教老师的关系、与护士长的关系、与医生的关系、与实习生之间的关系等。良好的人际关系可以使护生在温馨和谐的环境中愉快地完成实习任务。

1. 护生与科室工作人员的交往礼仪　护生在实习过程中接触最多的是科室的工作人员，要尊重科室的每一位工作人员，工作积极主动，拥有和谐的人际关系，圆满完成实习任务。

（1）尊重护理老师：护生应始终保持虚心、好学、勤快的态度，摆正实习生心态。不懂之处虚心向老师请教，对老师的操作或讲解有异议时，注意询问的方式方法，避开病人，语气平和委婉，必要时先查找相关知识再请教。不评议老师的学历，不评议老师工作上的个别不当。面对老师的表扬应坦诚，并表示谢意；面对批评，要认真听取、自省；如是误解，应在恰当的时间予以解释，不可当面顶撞和争辩。

（2）尊重医生和其他工作人员：尊重所有医生，对医嘱尤其是有疑问的医嘱和口头医嘱，要先告知带教老师并按照操作流程合法、合理的执行。与科室工人交往时，要尊重科室工人，不可指名道姓，更不可指手画脚、盛气凌人。自己的工作绝对不要推给他人，需要帮助时要以恳求的方式请求对方支持。

2. 护生与其他部门工作人员的交往礼仪　医院辅助科室及行政管理部门，也是医院重要的组成部分。护生与这些部门的人员交往时，必须保持合作的态度，以尊重为先，理解对方，做到举止文雅、宽容大度、以诚相待。

3. 实习生之间的交往礼仪　一个科室往往有很多护生，一名老师带多名护生是常有的事情，有些

笔记

护生可能是同一所学校的,也可能来自不同的学校,建立团结互助的关系有助于共同进步。

(1) 换位思考,以礼相待:护生要把所有的实习生都当作自己的同学、当作自己的朋友,以礼相待,营造快乐的实习氛围。因为上班时间不一致,一起居住的同学要相互关照和体谅。

(2) 互助互学,共同提高:护生之间,典型病例应共同分析,经验教训要共同分享,使实习收到事半功倍的效果。

(3) 团队合作,大局意识:在一起实习的护生像一个科室工作的同事一样,注意培养团队精神,共同协作,才能获得最大的收益。

(三) 护生实习时的基本礼仪

1. 举止得体,自尊自信　护生的举止、仪表、风度是形成“第一印象”的主要内容,会影响病人对护生的信任和护理效果。护生应规范着装,举止要落落大方,站立坐行及操作中的动作要流畅优雅、符合美感和节力原则;做事要稳重,动作要敏捷,忙而不慌、快而不乱;谈笑要有节制,交谈时用词要委婉、得体,注意倾听。护生是维护健康的使者,工作时要有自尊心和自信心,保持开朗乐观的性格,保持充沛的精力和敏捷的头脑,热爱护理事业,全身心投入工作。

2. 谦虚礼貌,换位思考　护生的实践机会与病人的配合程度密切相关,除了有带教老师的引导和跟病人的沟通,护生自己的表现也至关重要。护生接触病人及家属时要态度诚恳谦虚,言语温和有礼,要理解病人和家属对护生的抵触和不信任甚至拒绝实习生为其操作的心理和言行,尊重病人的意见,体谅病人,不要急于求成,平时注意细节,尽量在生活等力所能及的事情上多关心照顾病人,不断提高护理质量,慢慢取得病人和家属的信任和配合。

3. 关爱病人,自觉自律　护生应尽量掌握病人的基本信息、病情、治疗方案和需要做的特殊检查等,关心体谅病人的感受和痛苦。在给病人操作前要解释并取得同意,操作时如果一次不成功,应向病人表示歉意,并自觉让老师来完成或者请老师帮忙完成,不可反复进行以免增加病人的不适和痛苦。操作结束后,要仔细向病人及家属交代注意事项,要主动帮助病人整理好床单位,安置舒适体位,并对其配合表示真诚的感谢。对病人出现的特殊情况不惊慌失措,态度要冷静平和,以免增加病人的心理负担。

4. 诚信文明,保护隐私　护理工作当中应注意言行文明,与病人的交流言辞温和恰当,不可说大话、谎话,答应病人帮助查询检查结果或者其他相关信息要及时反馈。操作过程要照顾病人的感受,注意遮挡;不随意打听和评论、传播病人或其家庭的信息、隐私等。

第二节　护士工作礼仪

护士工作礼仪是指护士在工作岗位上应当遵守的行为规范,因此它是一种职业礼仪。

一、门急诊手术室护士工作礼仪

(一) 门诊护士工作礼仪

门诊(outpatient department)是病人就医的主要场所,也是代表医院形象的“窗口”。门诊具有病人多、流动性大的特点,护士每天要面对大量寻求帮助的对象和不计其数的咨询。同时,病人由于身体上的不适和环境的陌生,往往伴有焦虑、恐惧、悲观等负面情绪。因此,护士的一言一行、一举一动都会影响病人的情绪。

1. 门诊导医护士礼仪　现代化医院管理模式中,导医护士是一个必不可少的重要角色,导医护士的形象在一定程度上代表医院的形象。导医护士的主要职责包括导诊、咨询、观察突发应急情况、维持门诊秩序等。在此岗位的护士要注意衣着、妆容、站姿、言行等整体形象,让病人感觉亲切而愿意求助;同时要熟知门诊的布局、就诊的流程、专业特色、自动就诊系统的应用、应急处理等,以能给病人专业有效的指导和帮助。公正维持就诊秩序,遇到插队的病人要晓之以理耐心劝说;要随时观察候诊病人的情况,对病重以及有特殊情况需要照顾的病人应优先安排就诊,并和其他就诊病人做好解释。

笔记

2. 门诊治疗护士礼仪

(1) 仪表端庄，语言文明：门诊护士着装要规范，护士服应保持干净平整，工作牌清晰端正，燕帽干净挺立，发式素雅，给人以端庄得体的感觉。护士表情自然、笑容亲切、目光和蔼，给人以真诚友善的感觉。护士要做到语言文明，语气语调柔和悦耳，做到“请”字开头，“谢”字结尾，对病人做到来时有迎声，问时有答声，走时有送声。

(2) 业务精湛，有效沟通：一名合格的门诊护士应该具备广博的专业知识和精湛的操作技能，熟悉各种专科技术，掌握日常英语以满足多元文化的需求。门诊护士应思维敏捷，有较强的综合分析能力和良好的沟通能力，通过观察、分析、沟通，及时有效地为病人解决问题。门诊经常会遇到一些突发事件，护士应沉着冷静、忙而不乱，准确地做好各项工作。

(3) 操作守礼，关心嘱咐：进行治疗前应礼貌地对病人做一些关于治疗措施的科学解释，要充分尊重病人的知情权，让其了解治疗措施的意义。进行操作时既要严格执行操作规程，又要做到动作轻柔，态度和蔼，在操作过程中注意保护病人的隐私。病人在门诊治疗结束离去前，除了必要的医嘱交代外，还需礼貌关心地嘱咐病人注意保重身体，给病人留下急需帮助时的联系方式，把病人送到诊室外。

(4) 健康教育，形式多样：随着人类健康需求的不断提高，健康保健知识的宣传已经成为护理工作中必不可少的一部分。门诊护士应抓住病人就诊的时机，利用电视、宣传手册、板报、集体讲授或个体咨询等方式向病人宣传防病治病的基本知识，提高人群的健康保健意识。

（二）急诊护士工作礼仪

急诊(emergency department)的服务对象多是发病较急、病情较重或需要紧急抢救的病人，急诊护士应根据急诊护理工作的特点，针对病人不同实际情况和心理状态，采取适当的接待和救护方式。

1. 忙中有序，团结协作　在病人诊治过程中，护士要始终做到急而不乱、忙中有序，配合医生做好心肺复苏、吸氧、建立静脉通路、止血等。急诊救护工作涉及医疗、护理、检验、影像、收费、药房以及行政等多方面，要求各科室人员要以救治病人为中心，护士应协助做好各科室之间的协调工作；救治过程中护士应以大局为重，服从救护工作的安排，理解尊重，密切配合，全力以赴的投入工作。

2. 做好疏导，健康宣教　急症病人在意识清醒的情况下，心理较复杂，承受压力较大。急诊护士要针对每个病人的具体情况做好心理疏导工作，用体贴、关心的语言缓解病人紧张恐惧的心理，减轻压力。同时进行健康教育，对病情变化、护理治疗过程及效果给予适当的解释和预告，帮助病人接受诊断、治疗、护理，增强战胜疾病的信心。

3. 给予理解，获得支持　由于病人起病急、病情重，病人家属没有心理准备，常表现为焦躁、坐立不安、担心能否抢救成功，急于想知道更多的抢救情况，甚至想进急救室目睹抢救现场等。护士要对家属这种焦急的心情予以理解，耐心回答他们提出的各种问题；为保证抢救秩序的正常进行，劝说家属在急救室外等待，及时向家属反馈病人的抢救情况；给家属适当的安慰和必要的心理疏导，对家属的过激言行要冷静对待、充分理解，妥善处理好与病人家属的关系，从而获得家属对抢救工作的支持。

（三）手术室护士工作礼仪

手术室(surgery)是医院中一个环境特殊的科室，“恐惧、无助”是即将手术病人的心理状态。这就要求护士不仅要协助医生进行手术治疗，而且要自觉地以文明礼貌的言行关心、尊重病人，尽可能减轻或消除病人因手术而引起的紧张、焦虑和恐惧的心理反应，确保手术的顺利进行。

1. 尊重病人，主动服务　护士对待每一位病人，无论年龄长幼、亲疏远近等，均应一视同仁，始终以高度的责任心细心地照顾手术病人。送病人进入手术间时，护士可以主动向病人介绍手术间的布局、设备，以消除病人对手术室的陌生感和恐惧感。进入手术间后，将病人安置在手术床，注意遮盖，轻稳地帮助病人摆好麻醉体位，向病人介绍正确体位对手术、麻醉的作用以及减少并发症的意义。手术过程中，要细心观察病人的各种体态语言，如面部表情、手部动作等。主动询问有无不适，多用亲切、鼓励性的语言安慰病人，如“请放心，我就在您身边，可以随时为您服务”等。

笔记

2. 举止从容，言谈谨慎　手术中，由于麻醉方式不同，病人心理反应也不同。如硬膜外阻滞、局部麻醉时，病人处于清醒状态，对医务人员的表情、举止行为和器械的撞击声非常敏感。因此，医护人员语言要谨慎，举止从容、动作轻稳，避免讲容易造成病人误会的话语，如“糟了”“错了”等。此外，还要做到不显露出惊讶、可惜、无可奈何的表情，以免病人受到不良的暗示，增加心理负担。全麻手术结束时，病人进入麻醉苏醒期，护士用手轻拍病人，亲切的呼唤病人的名字，“×× 先生，您醒醒，手术非常顺利，您感觉怎么样？伤口疼吗？”

二、病区护理工作礼仪

0801

视频：入院患者接待礼仪

病区（inpatient area）是病人在医院接受治疗的主要场所，病人面对陌生的环境、陌生的医护人员，复杂的检查项目及各式各样的治疗护理措施，往往会产生恐惧与无助的感觉。在住院过程中，传统的护理服务已经不能满足病人的需求，他们希望得到更高层次的服务，护患之间需要建立一种相互尊重、理解、支持的信任关系，因此对护士服务的水平和质量有了新的要求。在病区护理工作礼仪方面，护士要掌握病人入院、出院等工作礼仪。同时，应针对不同病区病人的特点，在护理工作中做好个性化服务工作。

（一）病人入院接待礼仪

病人入病区时，接诊护士应执行“3S”程序，以减少病人的孤单、恐惧、紧张和焦虑，主动帮助病人拿行李，尽快安排病人到床上休息。在病人病情允许的情况下，护士做好自我介绍、住院介绍（包括病区环境介绍、医院制度介绍、主治医生介绍、同室病友介绍等），尽快消除病人的陌生感，增加其归属感。

（二）病人住院期间工作礼仪

病人住院期间在各病区中接受治疗、护理及休养，接触最多的就是护士，护理人员的言行举止将会对病人产生重要的影响。由于所属科室的特点不同，礼仪要求也有其各自的特点，现分述如下：

1. 内科护理工作礼仪

（1）内科护理工作特点：内科疾病病种多，病因较复杂，病程长，有迁延性和反复性，有些疾病至今尚不能完全治愈。因此，内科护士服务的对象具有以下特征：①住院时间比较长，心理问题比较多；②中老年病人较多；③反复住院病人较多，加之内科治疗用药复杂，使内科护理工作较繁重。

知识链接

接待客人 3S 程序

3S 是指 stand up、smile、see（eye-contact），即起立、微笑、目视对方（眼神的接触）。stand up，用身体语言表示欢迎之意，起立是最基本的礼貌。smile，微笑的魅力总是无穷的，当客人到达时，微笑的表情会把热情之意无言地传递给对方。see（eye-contact），如果你起身、微笑，却不看着对方，客人会觉得你之前的动作与他无关，通过眼神才能真正把你的诚意传达给对方。

案例分析

良好的护患关系避免了纠纷

李大爷，70 岁，糖尿病合并冠心病收入内分泌病房，偏瘫，生活部分自理。儿女们工作繁忙，不能常来看望。护生小张接触到李大爷后，每次上班前、下班后都要到李大爷的床边，问问他是否有需要帮助的事情，看看纸巾够不够、放的位置是不是方便李大爷使用，呼叫器、水杯的位置是否合理等，亲切的程度让新来的病人以为小张是李大爷的孙女儿。可是，有一天小张在更换输液瓶时，玻璃输液瓶滑脱，砸到了李大爷的胳膊，静脉留置针也穿了，必须拔掉了。小张紧张得直掉眼泪，连说对不起并赶紧查看李大爷的胳膊。李大爷没有责怪小张，反而安慰她。

请思考：

李大爷遭到意外伤害，为什么没有投诉小张？

笔记

(2) 内科护理工作礼仪

1) 理解病人，真诚相待：病人对护士的信任程度取决于护士对病人的理解程度，护士理解病人越深入，越容易建立良好的护患关系，特别是对于患慢性病，反复、长期住院的病人显得更为重要。护士要换位思考，从病人的角度理解他们的痛苦，才能耐心、细致、主动、热情的护理病人，即使遇到病人的指责或不理解，也不要与病人发生冲突。真诚地对待每一个病人，做到一视同仁，才能建立起感情融洽、相互配合的护患关系。

2) 稳定情绪，增强信心：由于内科疾病的特点，病人易出现急躁、焦虑、悲观、失望等不良情绪，影响病人身体恢复。护士要根据病人的情绪状态，有针对性地做好心理疏导工作；创造优雅舒适的环境，也可通过欣赏音乐、绘画，看电视、听广播等转移病人注意力。此外，通过介绍治疗成功案例、观察病人病情的微小变化给予鼓励，增强病人战胜疾病的信心。

3) 尊重老人，关心理解：在内科患病人群中老年病人占一定比例。老年人的心理特点表现为对病情多为悲观，存在无价值感和孤独感，情感幼稚，要求被重视、受尊重。因此，工作中注意对老年人要给予特别尊重。如对他们称呼要恰当，与老年病人谈话要有耐心，注意倾听，回答询问声音要大些，速度要慢；老年病人一般盼望亲人来访，护理人员要有意识地约其家里人多来看望；对丧偶或无子女的老人，护士应加倍关心，格外尊重；有些老年人生活方式刻板，看问题有时固执，在不违反治疗护理原则的情况下，尽量照顾他们的习惯，使他们有一个良好的心态接受治疗和护理。

4) 细心观察，及时护理：内科疾病病因复杂，病情变化微妙，有些疾病表面看上去平静，但随时都可能发生病情变化，甚至危及生命。因此，护理人员要有高度的责任感、扎实的理论知识、丰富的临床经验和敏锐的观察力，要经常深入病房观察病人，及时发现问题，保证病人安全。

5) 做好宣教，鼓励参与：护士要积极做好健康教育工作，向病人介绍疾病发生的原因、目前的治疗方法及用药、饮食、锻炼应注意的问题等，教会病人如何自我监测病情，鼓励病人参与治疗护理方案的制订等。这样不仅体现对病人的尊重，还能调动病人的积极性，增强疾病恢复的信心。

2. 外科护理工作礼仪

(1) 外科护理工作特点：手术是治疗外科疾病的主要方法，无论手术大小，都会给病人身心带来不同程度的影响。特别是创伤性急症病人病情急、变化快，病情观察难度要求高。此外，外科的基础护理难度和特殊性等，决定了护理量大和繁重。因而要求护士责任心强，技术全面。

(2) 外科护理工作礼仪

1) 术前教育，科学合理：恐惧和焦虑是手术前病人普遍存在的心理问题。护士应根据不同情况，进行科学合理的术前教育，鼓励病人倾诉自己的担心，护士应多介绍一些手术治疗的实例，术前、术后治疗护理方案及其目的、意义，介绍手术医生和护士的工作情况，增加病人的信心和安全感。

2) 术后效果，及时告知：术后的病人从麻醉中醒来，便渴望知道自己疾病的真实情况和手术效果。因此，当病人回到病房或从麻醉中醒来后，医护人员应以亲切和善的语言给予必要的告知。即使手术效果不理想，护理人员也要给病人支持和鼓励，劝慰家属克制情绪，多做病人思想工作，使病人配合治疗和护理，以获得最佳的治疗效果。

3) 鼓励病人，积极面对：有些外科手术会达到比较理想的效果，但有些病人术后效果不好或预后不良，甚至带来部分生理功能缺陷或躯体部分残缺，给病人带来巨大的打击，使其产生自我形象紊乱。所以对已经或可能致残的病人，护士要给予同情、关爱和帮助，鼓励他们勇敢面对现实，接受现实，树立战胜疾病的信心，顺利度过人生的困难时期。

3. 妇产科护理工作礼仪

(1) 妇产科护理工作特点：妇产科主要包括妇科和产科。妇科住院病人多为需要手术治疗的病人，具有外科工作的特点；产科主要涉及正常或异常妊娠及分娩病人。妇产科都是女性病人，女性病人具有对周围事物感知敏锐、反应强烈、情绪不稳定、易波动等特点。

(2) 妇产科护理工作礼仪

1) 营造氛围，环境舒适：美好舒适的环境有助于稳定病人情绪，使病人保持良好的精神状态，对缓解病人紧张和焦虑心理起到直接或间接的作用。如设立母婴同室的家庭病床式病室，室内布置突出家庭氛围，通过灯光、壁画、鲜花来营造舒适温馨的环境；有条件的病室，可播放一些轻松愉快的音乐；

笔记

病室要保持安静，经常通风；周围环境及床上物品应避免单调的白色。

2）细心观察，因势利导：妇产科病人的心理比较复杂，会因病情不同而有区别，在工作中护士要深入到病人中，细心观察病人的心理反应，给予相应的疏导。如患有子宫或卵巢肿瘤需手术切除的病人，大都表现为情绪消沉、顾虑重重、精神压力大，未婚未育者考虑术后影响婚姻、生育，已生育女性虽无再育要求，但会担心术后影响夫妻生活。针对这些病人，应鼓励其正视现实，鼓起生活勇气，使她们认识到治疗疾病是当务之急，身体恢复健康是家庭事业的根本。同时，动员家属做好病人的思想工作，充分发挥其主观能动性，配合医护人员积极治疗和护理。

3）尊重病人，保护隐私：作为医护人员要理解病人的心理，尊重病人意愿，一视同仁，以极大的同情心和责任感关心她们。未婚先孕的女性担心受到歧视，精神苦恼，心里自卑，非常希望得到医护人员的同情和理解。因此，护士应做到不能随便议论病人的隐私，不能歧视、讽刺、指责和训斥病人，使病人感到温暖。

4）宣传科学，破除旧俗：通过健康教育，使病人和家属相信科学，正确对待有关产后的各种传统习俗。宣传产后营养的重要性，对病人的饮食进行科学指导；教育产妇注意个人卫生，可用温水刷牙、洗澡，注意室内通风；指导产妇进行适当的活动和锻炼，以利于产后子宫的恢复；大力宣传母乳喂养的优点。

4. 儿科护理工作礼仪

（1）儿科护理工作特点：儿科的病人主要是从新生儿到14岁的孩子，特点是年龄小，生活自理能力差，活泼、好动、单纯，情感表露比较直率，注意力易转移，缺乏自控能力。患儿住院后，离开熟悉的环境，又要面对治疗和护理，容易出现一系列的心理反应。

案例分析

做好儿科护理工作需要更多的智慧

张某，3岁，以支气管肺炎为诊断收入小儿呼吸内科，入院第二天上午，由刚轮转到该科室工作的低年资护士小刘为患儿进行静脉输液。核对及准备工作完毕后，小刘嘱患儿家属扶住患儿手臂，但患儿乱动哭闹比较严重，第一次穿刺失败。患儿家属非常不高兴，当即对小刘说："你的技术不行，赶快换个技术好的护士来。"小刘立即向家属道歉，她马上向护士长说明此事，护士长决定亲自为患儿输液。护士长来到病床前安慰患儿与家属，并用随身携带的多色圆珠笔教孩子画画，分散其注意力。见患儿注意力被圆珠笔吸引，护士长快速扎上止血带找到血管，嘱患儿家属扶住患儿手臂，消毒、穿刺，一次穿刺成功，并为患儿奖励"勇敢小贴纸"。整个过程中患儿没有哭闹，家属也非常满意。

请思考：

与护士长相比，护士小刘在工作中有哪些不足之处？

（2）儿科护理工作礼仪

1）环境温馨，体贴关爱：患儿离开家来到医院这个陌生的环境，焦虑、恐惧、不安全感笼罩着患儿幼小的心灵。在护理工作中，要为患儿创造温馨舒适的环境，满足其心理需要。如将白色墙壁换成浅彩色（粉色、浅蓝、浅黄、浅绿），或在墙壁上绘制彩色图案或卡通画；在病房和诊疗室摆放儿童喜爱的装饰物、玩具、图片和儿童读物等；条件允许可在病房中播放优雅轻松的儿童音乐，这样的环境给患儿一种亲切感，可以减少或消除患儿对医院的恐惧，安心住院治疗。作为儿科护士要有慈母之心，关怀、爱护、体贴每一个患儿，对他们多使用轻拍、抚摸、搂抱等非语言沟通方式，使患儿的"皮肤饥渴"得到满足，心理上得到安慰。

2）尊重人格，治病育人：患病儿童也有丰富的情感，也需要成人的理解和尊重。因此，工作中护理人员要以礼相待，尊重他们的人格。遇事要用商量的口气与他们交谈，避免使用训斥和命令式语句，决不能在患儿面前处处表现出权威、指挥的态度。儿童的心理处于发育阶段，尚未建立稳定的道德观和价值观，主要通过模仿来学习。因此，护士要时刻注意自己的言谈、举止、行为、作风，

笔记

切忌为了让患儿一时配合而采取哄骗、恐吓的方式。护士应多采取鼓励、表扬等方式，保护患儿自尊心。

3）细心观察，注重沟通：不同年龄的儿童个性差异很大，对疾病感受的语言表达能力也不同。因此，护士在工作中应注意与患儿和家属的沟通，一方面要多接触患儿，通过患儿的语言和非语言行为理解其表达的信息，另一方面要理解家属希望尽快治愈患儿的急躁心理。护士应注意对待患儿家属要有耐心、同情心，急家属之所急。遇到事情冷静处理，灵活运用沟通技巧与智慧，决不能直接顶撞家属。与家属建立良好的关系，亦有利于更好地开展护理工作，使患儿尽快康复。

（三）病人出院时护理工作礼仪

对于即将出院的病人，护士要表示祝贺并感谢病人对自己工作的支持，征求病人对护理工作的意见和建议；耐心指导出院后的家庭服药、饮食起居、健康锻炼以及复查、咨询、随访等；热情送病人到病区口或电梯口，嘱咐病人多保重。道别时一般不说“再见”，可以用“记得按时复诊”代替。

（四）护士交接班礼仪

护士交接班是上一班护士向下一班护士进行病人及工作交接的过程。护士交接班分为床头交接班和晨会交接班。

1. 床头交接班

（1）护士的仪表要求：护士要着装整洁、仪态端庄。

（2）床头交接的对象：床头交接班是值班护士向下一班护士在病人床前进行重点交班的过程。常用于危重、新入院、术后、病情有特殊变化、特殊检查前后、新开展手术的病人等。床头交接班一般是在开完晨会后，由护士长带领夜班护士和全体日班护士参加，目的是使全体护士掌握科内重点、特殊病人情况，同时让病人感受到温暖和安全。

（3）床头交接班的程序：首先，护士长代表到场护士问候、查看病人，要动作轻柔细致。其次，交班者汇报病情，所有在场人员不可相互嬉笑，不可谈论与病人病情无关的话题，要保护病人隐私；家属要求保密的诊断等，可回到办公室再进行交接。第三，接班者接病人时，有问题可以现场沟通。

（4）交接班内容：病人床号、姓名、诊断、治疗情况、病情、夜间睡眠情况、饮食、心理、用药反应、护理诊断以及护理措施。

2. 晨会交接班

（1）护士的仪表要求：护士要着装整洁、仪态端庄。参加交接班的人员要分开两列面对主持人站立，采取护士站姿站立交接班，全神贯注，不可交头接耳。

（2）参加人员：护士长、夜班护士、当日上班的全体护士以及进修、实习护士，由护士长主持，病房负责人协助。

（3）交接班程序：护士长首先逐一检查护士仪表，面对大家站立、问候；值班者向大家报告值班情况，重点突出，吐字清晰，交代科室前一天总体情况以及夜间特殊处理情况，包括病人人数、手术数、一级护理人数、危重病人病情等。

（4）交接班时间：一般为15分钟，否则会影响下一班的正常工作。

（五）护理业务查房礼仪

1. 护理业务查房的意义　护理业务查房是检查护理质量、落实规章制度、提高护理质量及护理人员业务水平的重要措施。其内容包括基础护理的落实情况、专科疾病护理内容、心理护理、技术操作、护理制度的落实，是护理管理中评价护理程序实施效果，了解护士工作最基本、最常用、最主要的方法。

2. 查房前的准备　依下列顺序进行：病例选择—查房时间—查房地点—查房所需用物准备—病人准备—护士准备—学生准备。

3. 护理业务查房礼仪

（1）查房之前，征得同意：护理查房是护理工作中的一项任务，但配合护理查房并非病人的义务，所以在护理查房前，必须首先征得病人的同意，讲清查房意义和目的，待病人表示愿意配合以后，方可进行。同时查房前还应将来者介绍给病人，以表示对病人的尊重，并感谢病人对护理工作的支持和配合。如病人因各种原因拒绝配合时，护士应表示理解。

笔记

（2）认真倾听，适时提问：查房过程中，病例汇报者应语句清晰、语速适当、重点突出。参与者应全神贯注，举止端庄，不坐或倚靠病床，不随便翻动病人物品，不交头接耳。将目光集中在谈话者面部，用目光和点头动作对谈话者作出回应，告诉对方“我在听”。在查房过程中如有不明确的问题时，应在对方讲话结束后再提问，随意提问不仅会打断讲话者的思路，同时也是极不礼貌的行为。

（3）关爱病人，注重细节：查房时间应控制在30~40分钟内，防止病人疲劳；查体时尽可能少的暴露病人，保护病人隐私，防止病人着凉。病人如有口音、方言或语言表达障碍时，不可嘲笑病人；当发现病人肢体残缺或生理异常时不可表现出大惊小怪，使病人不知所措。通过这些细微的关怀，使病人感受到护士的爱护和尊重，会对护理查房更加配合。

知识链接

护理业务查房的流程

主查者（护理部主任、总护士长或护士长）站于病床右侧，参与查房的其他人员位于病床左侧，责任护士要站在左侧第一位，旁听者立于床尾。护理业务查房流程：①主查人说明查房目的；②责任护士报告病人情况，重点说明现存护理诊断、护理计划、护理措施、护理效果及尚需解决的护理诊断；③护理体检：主查人根据责任护士的报告和护理病历记录情况询问病人并进行护理体检；④评价与指导：主查人依据获取的资料，如病人护理诊断、护理计划落实情况等相关问题组织护士进行讨论，做出评价。

（六）健康教育礼仪

健康教育是护士整体护理工作中的一项重要内容。通过健康教育，能帮助人们了解哪些行为是影响健康的，并能自觉地选择有益于健康的行为和生活方式，对提高人们的健康水平有着十分重要的意义。护士在进行健康教育时应注意以下礼仪规范：

1. 态度温和，主动耐心　护士应主动对病人及家属进行健康教育，健康教育时护士应态度温和、语言礼貌。并根据病情选择恰当的内容和时机对病人和家属进行健康知识的教育。由于病人在受教育程度、年龄、理解能力方面有差异，护士应循序渐进，耐心讲解。

2. 知识正确，通俗易懂　健康教育中护士应将正确的知识和技术教给病人，为病人的健康负责。因此，护士应正确掌握自己学科领域内的相关知识和技能，并使用通俗易懂的语言与病人交流。同时注意观察病人有无疑问的表情，必要时做一下重复说明或提问，可以使用“我现在要告诉你”“这很重要”等语句进行强调，以引起病人的注意，直至病人掌握的知识与技能完全正确为止。

三、社区护理工作礼仪

社区卫生服务中心（服务站）是近些年来国家推广的一项基层卫生服务模式。由于社区的服务对象、服务方式、服务范围与医院不尽相同，所以在礼仪方面的要求也有差别。站内的服务礼仪基本上同医院门诊服务礼仪。深入家庭的服务是社区护理工作与临床护理工作最大的区别之一，护士应遵守社区护理服务的礼仪规范。

（一）非急诊病人原则上要提前预约

社区护士在进行家庭访视，建立家庭档案，开展健康教育、保健指导、家庭护理等活动时，最初不易得到认同，所以家庭访视之前最好预约，不要贸然访视。如果访视是为了发现特殊问题，如家暴、虐待等，则不需要提前预约。

（二）正确佩戴胸卡，主动介绍自己

胸卡是识别医护工作人员的重要标志。护士必须正确佩戴胸卡，同时恰当称呼病人及家属，主动介绍自己，开门见山，说明来意、目的和大约需要的时间，取得信任，请求家庭的配合。

（三）充分注意进入家庭后的礼仪

1. 按照主人指定座位落座，和主人说话时前倾身体，不可挪动主人的物品。

2. 如果需要到卧室、书房、卫生间、厨房等评估环境时，一定要征得主人的同意。

笔记

3. 不能表现出对家庭某一成员特别热情，以免被其他家人误解。

（四）家访频度时长合适

1. 频度合适　必要时再进行家访，做受欢迎的医务人员。

2. 时机合适　不干扰居民正常生活，不要太早或太晚，更不要在居民吃饭时进行家访，给居民造成不必要的麻烦。

3. 严控时间长度　适时告辞，以免居民疲劳。

（五）细节体现专业素养

形体语言、行为细节，可消除病人顾虑、减少紧张情绪，增加信任感。

1. 耐心倾听慢性病人的近期健康情况、用药情况等，细听细问，不打断对方。

2. 病人行动不便时要及时相助。

3. 冬天接触病人身体时，要先将手搓热。

4. 护理操作要认真、细致、规范，着力的轻重、范围大小都要适当。

5. 注意观察每一位家庭成员的反应，有利于发现潜在信息。

第三节　涉外护理礼仪

情景导入

某医院的王院长，每日忙于工作。一天，外宾应邀来医院洽谈合作事宜，此时，王院长正在病房内检查工作。当外宾到达时，王院长直接前往迎接，外宾见王院长工作服都没有更换，认为对方的合作态度不诚恳，决定取消合作，转而与另一家医院签订了合作协议书。

请思考：

1. 在接待外宾过程中王院长有何失礼之处？

2. 在接待外宾过程中，王院长应注意哪些涉外礼仪规范？

我国与世界各国在各方面的对外交流日益频繁，这就要求我们护士学习和掌握涉外交往礼仪，以适应国际卫生事业的发展和需求。涉外护理礼仪是指护士在对外交往过程中，逐渐形成的一种相互尊重、相互礼敬的行为规范。

一、涉外护理礼仪概述

（一）涉外护理礼仪的原则及规范

1. 涉外护理礼仪的原则

(1) 维护形象，不卑不亢：护士在护理过程中须随时注意自己的仪容、举止、表情，不仅要维护个人礼仪形象，还要做到态度不卑不亢。此时的个人形象不仅体现了个人的教养和品位，也代表着自己所在单位、民族及国家的形象。

(2) 尊重风俗，求同存异：在涉外护理中，既要遵守国际礼仪的惯例，也要兼顾病人所在国家、民族的礼仪及习俗禁忌，只有既遵守共性又注重特性，才能避免在护理过程中产生误会。只有在涉外护理中充分了解与外籍病人相关的风俗禁忌，对外籍病人所特有的习俗加以尊重，才能真正做到尊重对方。

(3) 热情有度，把握分寸：在参与国际交往中，护士既要热情友好，也要把握好分寸。护士在工作之外，不宜与病人外出，更不应向外宾索要礼物或兑换外币。

2. 涉外护理礼仪的规范

(1) 女士优先：西方文化下，社交场合通常遵循“女士优先”的准则。在公共场所，女士先就座、先离开，男士帮助女士搬运行李、存取衣物等。因此，护士在陪同病人或家属时，应让女士先行。

(2) 尊重隐私：西方文化认为个人自由神圣不可侵犯，人们高度重视个人隐私。因此，护士在与外

笔记

籍病人交往时应充分尊重对方的隐私，避免在交谈中询问对方的年龄、婚恋、家庭地址、工作收入、信仰、个人经历等。

(3) 以右为尊：中国传统文化“尚左尊东”，而西方文化则一般是以右为尊，遵循“右高左低”的原则。因此，在处理位次问题时，要注意参照“以右为尊”的礼仪规范。如在排列涉外宴会的桌位、席次时，以“面向正门”的方法定位，以右桌为主宾席，主宾就座于主位的右侧。

(4) 入乡随俗：不同国家、不同地域、不同民族在其历史发展进程中，形成了各自不同的宗教、文化、语言和风俗习惯，这些差异是不以人的主观意志为转移的。在涉外交往中，应当尊重对方特有的习俗礼仪，以增进理解和沟通，表达亲善友好之意。

(二) 涉外护理礼仪禁忌

1. 言行禁忌　在对外交往中，禁忌手舞足蹈、抓耳挠腮、以手指人等不雅观的动作，言谈时应注意避免收入、家庭、信仰等隐私话题。

2. 数字禁忌　某些数字在一些人看来是不吉利的，应尽量避开。

3. 花卉禁忌　在对外交往中，向客人献花时忌用杜鹃、石竹、菊花等及黄色的花卉。在一些德国人看来郁金香是没有感情的花；一些日本人认为荷花是不祥之物；绛紫色的花在巴西则一般用于葬礼；意大利和南美各国的某些人认为菊花寓意不好，只能用于墓地及灵前；在法国，一些人认为黄色的花代表着不忠诚。

4. 颜色禁忌　某些亚洲国家视红色为吉祥、幸福的象征，是幸运之色；某些欧美国家则不大喜欢红色。在我国传统中，黄色有尊贵至上的寓意；有些俄罗斯人认为黄色代表背叛；而在委内瑞拉，黄色则是作为医疗的标志。

二、涉外护理常用礼仪习俗

(一) 称谓礼

西方国家的称谓习惯与我国不同，名在前，姓在后，正式场合用全称，口头称谓一般只称姓。在对外交往中，男士一般称“Mr.”，对女士的称谓则常依照其婚姻情况，未婚者称“Miss”，已婚者称“Mrs”。认识的人相互之间可直呼其名，以表示关系亲密。

(二) 会面礼

中国人见面时常用握手礼，在拉丁语系国家及欧洲国家，行吻手礼的风俗较为普遍，而在拉丁美洲、中东乃至东欧，男士间或女士间多行拥抱礼。

(三) 问候礼

中国人见面常说“你吃了吗？干什么去？昨晚睡得好吗？”等等，以体现人与人的亲切感。而注重个人主义的西方人则会将其理解成一种“盘问”，从而感到尴尬、不快。因此，对外籍病人日常问候时只需说一声“Hello”，或按时间区分说早上好、下午好、晚上好即可。

(四) 致谢礼

当承受肯定、赞美时，西方人往往以肯定自己或夸赞对方更好、更漂亮来表达自己内心的愉悦及感谢，常用“Thank you”“Yes, it really is”或“Yes, I like it”等来作答。

（李沛霖　郎　巍）

思考题

一位美国商人生病住院治疗期间，得到了李护士精心的照顾。病人出院时，非常感谢李护士，称赞她：“你的工作很出色，你是最棒的护士！”李护士急忙谦虚的回答：“哪里哪里，照顾不周，做得还不够。”病人觉得非常奇怪：她已经做得很好了，还有哪里不够的吗？

请问：

1. 李护士的回答恰当吗？
2. 结合涉外护理礼仪规范，李护士的回答应注意哪些方面？

思路解析　　扫一扫，测一测

笔记

第九章　求职礼仪

学习目标

1. 掌握求职信、个人简历的书写规范。
2. 熟悉面试礼仪、办公室礼仪的要求。
3. 了解求职礼仪的特点。
4. 学会恰当运用面试技巧和得体的言行完成模拟面试。

当前，求职竞争日益激烈，如何成功地叩开求职的大门，寻求到一份理想的工作，除了具有良好的专业素养外，还要有较强的沟通能力和礼仪修养，在求职面试时有效地推荐自己，让自己有机会在竞争中脱颖而出。因此，在就业前学习必要的求职礼仪与沟通技巧，对于护生求职有重要意义。

第一节　求职礼仪概述

一、求职礼仪的概念

求职礼仪(job hunting etiquette)属于公共礼仪的一部分，是求职者在求职过程中应遵循的礼貌行为和仪表规范。通过求职者的应聘材料、仪容仪表、言谈举止等，反映出内涵素质、道德情操及个性特征等，对于能否求职成功具有十分重要的作用。

二、求职礼仪的特点

1. 广泛性　我国人口多，每年都有大量的人力涌入求职队伍之中。尤其是近些年来，随着我国高等教育的普及，大学毕业生人数急剧增加，导致劳动力与社会需求之间“供大于求”的关系极具显著。

2. 时机性　求职礼仪具有很强的时机性。尽管求职者做了大量的准备工作，但面试结果却仅仅在双方接触的片刻即成定局。因此，要想在众多应聘者中脱颖而出，把握首次见面的时机至关重要。

3. 目的性　求职双方目的明确。招聘方旨在通过对求职者的表现，招聘到综合实力强的求职者；而求职者则希望给招聘方留下最佳印象，获得面试的成功。

三、求职形式

在正常的招聘考试中，一般求职形式大体包含以下四个方面：

1. 书面求职　指招聘方通过阅览求职者的求职信或个人简历等资料了解求职者情况的求职方式。求职书面材料一般包括求职信、求职简历、相关技术等级证书、执业资格证书、各类荣誉证书、笔试和其他相关资料等。用人单位往往通过这些书面材料来判断和评价求职者的现有状况和工作能力。制作求职书面材料是求职者叩开用人单位大门的第一块敲门砖，它往往决定你是否能得到面试机会，因此制作优良的求职书面材料非常重要。

2. 面试求职　是指招聘双方面对面，进行现场交流、考核的一种求职方式。面试具有较大的灵活性和综合性，直观反映了应试者的实际情况，它不仅考核一个人的知识面和业务能力，同时考察应试者的综合能力，包括口头表达能力、书面表达能力、应变能力、心理承受能力等。所以面试已经成为当前用人单位选拔人才的必要手段。

3. 操作考试　护理技术是临床护士必须具备的基本工作技能，因此护士应聘通常要经过护理技术操作考试，操作考试成绩作为衡量护士业务水平高低的一个重要指标。在参加操作考试时，应注意提前准备考试证件及规范着装（工作服、工作鞋、工作帽），操作中应熟练掌握操作流程，动作标准规范，态度和蔼可亲，仪容仪表大方整洁。

知识链接

护理技能考核基本要求

近年来，在技术技能型工作岗位进行招聘时，招聘单位除了要综合考察求职的个人综合素养、专业理论功底外，实践操作能力越来越受重视。护理技能考核虽然依据护理技术项目不同，操作流程各不同，但是仍有共性的基本要求需要遵守：

1. 仪表端庄　举止端庄，仪表大方。要求护士着装，戴口罩、帽子，洗手规范。
2. 态度严谨　工作态度认真、严谨、科学。
3. 动作轻柔　操作手法轻稳、正确规范、无多余动作。
4. 防护到位　恰当运用节力、节时原则，职业防护到位。
5. 沟通有效　操作前、中、后，适时与患者进行有效沟通，语言流畅、态度和蔼，体现人文关怀、具有爱伤观念。
6. 流程娴熟　熟悉各种技能操作的目的、禁忌证、操作流程及注意事项。
7. 礼貌致意　操作开始前，礼貌问候评委老师，征得评委同意后开始操作；结束时，举手示意操作结束，并向评委致谢，礼貌退场。
8. 表达流畅　报序号、姓名及考核项目时，声音洪亮、吐字清晰、面带微笑、表情自然。口述内容完整、流畅、发音标准。
9. 备齐用物　物品准备齐全，摆放合理，垃圾分类进行处理。

4. 网络求职　随着科技的发展，现在也出现了一些新颖的求职形式。例如，“视频简历”就是把求职者的形象与职业能力表述通过数码设备录制下来，经过对录制后的影像编辑，通过播放器播放的一种可以观看求职者影音形象的简历形式。“微简历”就是以简短的形式（140以内的字）介绍自己、展示自己的简历。这些新颖的求职沟通形式成为一些求职者有趣的尝试，但是还没有成为求职的主流形式。

以上几种形式可以单一出现，也可以综合出现。如有些招聘单位，明确提出只需邮寄书面求职资料，谢绝上门拜访。大多数用人单位，则通常是先行审核书面材料，在书面材料的基础上，按需要开展面试工作，面试合格后，进行技能操作考核，综合求职者各方面情况确定是否给予相应职位。无论哪种形式的求职，正确恰当地运用求职礼仪，是求职成功的重要因素所在。

四、求职前的准备

（一）生理准备

良好的身体素质是体现一个人全面发展的重要指标，也是学习和工作的个人必要条件。健康的

笔记

身体，是个体全面发展的重要基础，也是顺利完成学习和工作的必要条件。因此，求职者平时就要养成良好的卫生习惯和健康的生活方式，积极参加体育锻炼，面试时才能给招聘单位留下精力充沛、健康向上的印象。

（二）心理准备

1. 充足的自信　“自信人生二百年，会当水击三千里。”每一个应聘者都要先问自己，是否充分相信自己？有没有信心应聘成功？信心会给应聘者带来洒脱和豪情。对任何人来说相信自己能够干出一番事业，才会热情地、努力地去投身到这个事业中去。常言道，“天生我材必有用”，就是讲的自信问题。一个应聘者，只有坚信自己有实力能胜任某项工作，才能表现出坚定的态度和从容不迫的风度，才能赢得招聘单位的赏识和信任。而缺乏自信或自信心不足的人则常表现为过分自责，常常因为一点小的挫折而过分自卑，或盲目羡慕别人，忽略自己的长处，拿自己的短处与别人的长处比较，这些都不利于自我推荐。

2. 顽强的意志　决定事业成功与否的关键是人的意志品质。这就是“有志者事竟成”的道理。一项对诺贝尔奖获奖者的研究也表明，他们所取得的成就虽各具特色，但无一例外地拥有两大共同特征：一是学识渊博；二是目标明确，兴趣持久，坚韧、顽强，具有不达目的誓不罢休的精神。因此要明确自己的要求；清楚自己的优缺点、专业特长、个性特点、兴趣爱好、业绩、职业向往等；使求职更具有针对性，以增加求职的成功率。应有明确的人生信念和追求的目标，并为自己的信念和追求目标奋斗不息，不被一时的困难和失败所吓倒，不为压力和风险所动摇。还要有经受挫折的心理准备和承受力，竞争往往是成功与失败并存。

（三）信息收集准备

在面试前要善于利用网络、广告媒介和校园招聘会等途径收集就业信息。收集自己将要应聘单位信息不仅可以帮助你去伪存真，减少受骗上当的危险，而且在面试时具有实用性，能帮助你成功闯过面试关。

（四）专业能力准备

培养自身扎实的专业能力不仅是面试前应注意的内容，同时也是护生在校期间不断努力的方向。因此，在学校期间努力学习、培养精益求精的学术作风，并注重技术的训练，从而给人以较好的专业素质形象。日常学习过程中应注意加强以下能力的培养：

1. 系统的学习能力　这是护生获取新知识，学习和掌握新科学、新技术的一种能力。它主要是指自学能力，具体包括：确定学习目标的能力、制订学习计划的能力、阅读分析能力、解决问题的能力、自觉调节学习计划的能力、查找图书或检索信息资源的能力等。系统的学习功能是不断更新知识、提高社会适应能力的保证。

2. 实际动手能力　临床、科研和一线护生的实际动手能力的强弱，将直接影响到自己才能和作用的发挥。如果一个人的理论学习成绩优异，而动手能力却不强，也是很难适应护理工作需求的。

3. 社交与协作能力　随着科学技术日新月异的变化发展，科技活动的社会化程度不断提高，人与人之间、上下级之间、单位与单位之间、地区与地区之间、国与国之间的交往与合作日益频繁，新型的护理人际关系也日趋复杂。每个人在日常的生活、工作中，不可避免地要涉及各种各样的关系，怎样处理好这些关系，每个护生都应该给予足够重视。护生不仅要具有较强的系统学习能力，而且还需要有较好的社会协作能力。

4. 开拓创新能力　这是指在多种能力发展的基础上创造新颖、独特、有社会价值的精神和物质产品的能力。开拓创新能力是以具有满腔的热情、坚强的毅力、一丝不苟的精神、相当的知识科技能力为前提的，是以各方面能力全面发展和应用为基础的。大学生具有思维敏捷、接受新知识新事物快、工作热情高、思想束缚少等特点。因此，勇于开拓，大胆创新，这是护生应具备的一种能力。

第二节　书面求职礼仪

“工欲善其事，必先利其器”，是指要想做好一件事，若准备充分可达事半功倍的效果。同样，求职成功的第一环节就是要做好准备工作，其中尤为重要的准备工作就是求职信书写与个人简历的制作。

一、求职信

求职信又称自荐信，是一种书面的自我介绍材料。写好求职信可以帮助求职者有效地推销自己，是打开职业大门至关重要的一把钥匙。

（一）书写要求

求职信是求职、应聘时必备的材料，也是用人单位全面了解求职者情况的重要依据。为了给招聘单位留下好的印象，求职信中要真实介绍个人的基本情况，真诚表达自己的渴望之情。此外，求职是一项正式的社会活动，求职信书写规范是最基本的礼貌，还应注意书写完整、简洁，语气谦恭、诚恳，形式灵活，突出重点。

1. 规范　求职信能反映你的文字水平，因此必须书写规范。可使用电脑编辑打印，字迹清晰、内容正确、格式标准、布局整洁、美观大方；如果写得一手好字，建议亲笔书写求职信，展示自己的特长，给招聘方留下良好印象。

2. 谦恭　多使用礼貌用语，注意自谦与敬人，体现出彬彬有礼的态度和良好的个人素养。

3. 真诚　真实介绍个人的基本情况和信息，诚恳表达自己的渴望之情。所提供的求职材料内容要真实，特别是自己的经历、学历、成绩、奖罚情况等应如实填写，不弄虚作假和夸大其词。

4. 灵活　针对用人单位最关注的问题，突出自己与众不同的一面，介绍自己的特点，包括专业知识、工作经验、个性特征、各方面特长等。材料丰富灵活，侧重点不同，从而提高面试的成功率。

（二）书写内容

求职信，包括开头、正文、结尾和落款四部分。

1. 开头　包括称呼、问候语、求职缘由和意愿等。

(1) 称呼：顶格写在第一行，称呼之后用冒号。不清楚具体单位的，可写成“××处负责同志”“尊敬的某领导”等；明确用人单位负责人的，可写出负责人的具体职务、职称，如“尊敬的李主任”“尊敬的张部长”等。

(2) 问候语：另起一行写问候语，“您好！”

(3) 求职缘由和意愿：首先要说明自己获得的招聘信息的方式或途径，再说明自己对该工作岗位的兴趣，并积极肯定的表达自己能满足招聘信息中所列出的各项要求。

2. 正文　是求职信的主要部分。包括求职资格、工作能力、社会经历和个人素质等。要详细阐述自己所具备的各项条件，所掌握的与求职岗位有关的知识和技能。个人基本情况，包括姓名、毕业学校、专业、毕业时间等；要有的放矢突出自己的成绩、特长和优势，自己对该工作岗位的特殊价值。如果招聘单位要求写明薪金待遇时，作为求职者应该根据自身能力和市场行情提出恰当的薪金要求。在最后，提醒对方查阅附加材料，以进一步加强招聘单位对求职者的注意。

3. 结尾　婉转的提示招聘方给予回复，并请求前去参加面试或试用。如“希望得到您的回音”“盼复”等。附联系电话、电子邮箱及联系地址。结束语后书写表示祝愿的话，如“此致”“敬礼”“祝您身体健康！”“工作顺利！”等。

4. 落款　包括署名和日期。在结尾祝词的下一行的右下方，进行署名，日期在署名下方另起一行，右下方。若有附件，可在信的左下角注明。如“附1：个人简历”“附2：成绩表”等。附属资料并非多多益善，而是应当扬长避短。

知识链接

求职信模板

×× 主任：

您好！

感谢您百忙之中阅读我的信件。

前段时间，从贵院人事处获悉，贵医院护理部拟招聘专科学历护理工作人员的信息，本人冒昧写信求职，望您能给予考虑。

本人就读于某某学院护理专业，学制 3 年。通过 3 年的系统学习，我掌握了护理学专业基础知识、相关医学基础知识、护理专业各项操作技能，特别学习了有关现代护理学的专业知识，广泛阅读了人文素养方面的书籍，在校期间学习成绩优异，多次获得国家奖学金，通过了国家计算机等级考试并考取了养老护理员证书、口腔护理员证书等；有较好的英语听、说、读、写的能力，能进行一般的口语交流。

在某医院实习的一年中，本人积累了一定的临床工作经验，培养了良好的交际能力与管理协调能力，具有较好的团队合作精神。如果我有幸加入贵医院，我将在您的领导下和大家一起，为提高医院的护理质量竭尽全力做好本职工作。

我的个人简历与相关材料一并附上，诚望您能给我面试的机会。谢谢！

此致

敬礼！

求职人 ××

×××× 年 ×× 月 ×× 日

二、个人简历

个人简历是向招聘单位进行自我推荐的文书资料，是求职者个人情况、学习经历、工作经历、技能特长等情况的简要总结。制作时既要重点突出，又要内容全面。个人简历没有固定格式，但对于社会经历缺乏的大学生来说，为避免重要内容的遗漏，尽可能使用表格的形式。

一般包括三个主要部分，分别是个人情况、求职目的、资格和能力，同时附上相关资料。

（一）个人情况

简洁明了的说明个人基本情况，主要包括姓名、性别、民族、政治面貌、籍贯、最高学历、通信地址、联系方式及求学和工作经历等，在照片处粘贴近期免冠证件照片。

（二）求职目标、资格和能力

资格和能力是个人简历的重要部分。描写时，语气要积极诚恳，适当增加代表性事例，增强说服力。

1. 列出个人经历　针对所应聘岗位的相关要求，按时间顺序列出所受教育、培训及学习经历，如起止日期、学校名称、专业、证明人、担任职务等。

2. 展现学习能力　学习成绩优异者，可将获得学金、技能竞赛等荣誉称号一一列出，增加竞争分量。

3. 突出社会实践　在校期间参加或组织的各项社会实践活动无疑是一笔丰厚的财富，对于一些比较注重实践经历的招聘单位，求职者一定要将上学期间的实习、兼职或社会实践等经历列出，体现出自身的组织能力、交往能力、创造能力等综合素质。

4. 列出其他特长　列出其他特长并将该特长与招聘目标联系起来，说明该特长与应聘岗位的关系和作用，可以增加被录用的机会。

5. 标明联系方式　注明通信地址、电子邮箱、联系电话等，并保持通信畅通。

（三）辅助资料

笔记

在个人简历后，附上相关证件和资料，以增强个人资料的真实性和可信度，包括毕业证、各种荣誉证书、英语等级证书、计算机等级证书、技能竞赛获奖证书、发表的学术论文、在校期间参加的各种社会实践活动的证书以及社会兼职聘书等材料。最后，再附上毕业院校的就业推荐信。

第三节 面试礼仪

面试是指用人单位相关人员对应聘者进行的有目的的面谈。面试官通过与应聘者的交流，考察其专业技能、人文素质、职业道德、学习能力、表达能力及团队协作精神等综合素质。

一、面试概述

（一）面试类型

可分为单独面试和小组面试。单独面试是指考官与应试者一对一或者多对一的面谈交流过程，主要考核应聘者的思想政治素养、业务素质、言语表达能力、应对能力等。小组面试也叫团体面试，一般将应试者随机或者按照一定类型进行分组，多名应试者面对一个或者多个考官同时进行面试。

（二）面试方法

可分为常规面试和情境面试。常规面试是指考官和应试者进行的面对面的、以问答为主要形式的面试，这是最常见的面试形式。情境面试是随着各用人单位人力资源工作的日趋完善而出现的一种新型的面试形式。情境面试以情景展现、环境模拟等形式对应试者进行考察，具有灵活性、针对性、仿真性等特点，已逐渐成为当前面试中的主流。

（三）面试形式

可分为结构化面试、半结构化面试和非结构化面试。结构化面试是由多个有代表性的考官组成一个考官小组，按规定的程序，对应聘同一职位的应试者使用相同的考题进行提问，并按照相同的追问原则进行追问的面试过程。结构化面试的优点是能保证整个面试有较高的信度和效度，面试的试题、操作实施、评价结果都是有结构的，需要采用结构化面试表进行。结构化面试多用于比较重要的面试场合，比如录用公务员常采用结构化面试。

非结构化面试则是一种漫谈式的形式，考官与应试者随意的交谈。无固定的题目，无限定的范围，让应试者自由地发表言论。这种面试意在观察应试者的逻辑思维能力、知识面、价值观、判断力和组织管理能力等。

在实际工作中，最常用的是半结构化面试，对面试的部分因素做出统一的规定，如规定统一的面试程序和评价标准，但面试的题目可以适当的变化。

（四）面试过程

一般来讲，面试的过程分为3个阶段。

1. 自我介绍　一般用3分钟即可，面试考官会对应试者的精神面貌、表达能力、对岗位的渴望做出判断并形成第一印象。

2. 自由问答阶段　这是面试中最关键的部分，面试官将通过应试者的回答将应试者的资质和职业兴趣与单位可提供的工作岗位进行对应，主要目的在于考察应试者的能力与素质是否适合他所应聘的岗位和组织。

3. 结束阶段　面试官会再次对单位做简要介绍，回答应试者仍留有困惑的问题，告知何时得到面试结果或进一步的安排。面试结束后，对应试者的面试表现进行综合分析与评价，形成对应试者的总体判断，并给出结论。

二、面试中的礼仪

面试是双方交流和认识的过程，招聘方通过与求职者的交流获取相关信息。面试是求职过程的最后一关，也是决定面试成功与否的决定性环节。遵循和把握面试中的礼仪，可以帮助求职者抓住面试机会，实现就业目标。

笔记

0901

图片：面试站姿

0902

视频：面试礼仪

(一) 遵时守信

守时是一种美德。当因某种原因不能准时到场时，求职者应及时通知招聘方并表示歉意。一旦迟到，求职者应主动、诚恳地说明迟到的原因。

(二) 言行得体

求职者得体的举止、高雅的谈吐，能体现其良好的文化修养、精神面貌、审美情趣和性格特征，有助于在招聘者面前建立良好的第一印象。言语表达应礼貌、标准、连贯、简洁，语言、语音、语气、语调、语速规范，言谈内容恰当。

(三) 保持肃静

关闭手机或调至震动、静音模式，不大声喧哗。

(四) 以礼待人

对接待人员要注意礼节，以礼相待，多用礼貌用语“请”“谢谢”等。

1. 入室敲门　求职者进入面试室前，首先要礼貌地敲门，待准入后方可进入。即使房门虚掩或处于开放状态，也应轻轻叩三声，得到允许后，轻轻推门而入，随手关门。

2. 主动问好　进门后，求职者应主动向面试者微笑并点头致意，礼貌问候，如使用“您好”“见到您很高兴”之类的话。双手持个人资料，资料的正面朝向招聘人员，身体略前倾，大方递出。

3. 正确握手　与面试者主动打招呼后，如果面试者先伸手行握手礼，求职者此时应积极响应，给予礼貌的回握；如果面试者没有主动握手，求职者不宜主动行握手礼。

4. 礼貌入座　在招聘方未请求职者入座的情况下，不要主动落座，否则会被视为傲慢无礼。入座前，求职者表达谢意，坐在指定座位上。若没有指定的座位，应选择招聘方对面的座位就座。同时，还要注意采取正确的坐姿。坐定后身体略向前倾，如果是异性之间的交谈，不宜过分屈就，以免给人不庄重或轻浮的感觉。

5. 自我介绍　自我介绍时，要充满自信、态度诚恳、自然大方；语言幽默，语气平和、轻松自然；同时，注意自谦，目光亲切、神态自然。介绍内容要有针对性，切忌大话、空话，以免给面试者造成自我炫耀之感。

6. 大方交谈

(1) 交谈时：可通过对方的表情、语气、肢体表达，观察对方的反应，以此调整自己的思路和话题，必要时可以适当使用专业术语，展现求职者良好的专业素质和个人修养。

(2) 答题时：回答问题时，要从容镇定、温文尔雅、谦虚诚恳。①浅显问题深入答：有些问题看似简单，如果不注意，很容易停留在表面的理解。如，你有女(男)朋友吗？一般考虑，女朋友本地或异地，是否会影响工作的稳定性？是否会在短时间内结婚，特别是女生，怀孕生子大多单位不愿意接受这样的情况。若只是聊聊家常，是为了让你放松警惕，以获得更多的信息。回答此类问题时，一定要说明不会因为个人原因影响工作。②深奥问题简单答：有些问题，感觉理论性太强，一时难以把握时，要仔细分析并联系自己所掌握的知识，用简单的道理和事实进行解析。③原则问题坚定答：对于政策性、原则性较强的问题，要按照党的方针政策及相关规定，态度坚定的进行评价分析。④陌生问题伸展答：要镇定地寻找相关的资料，结合自己日常学习和生活伸展发挥。⑤实践问题总结答：目的是考察应聘者的一些经历和体验。回答时要注意有条理地归纳总结。

(3) 倾听时：应抓住对方讲话的内容仔细聆听。用目光注视面试者，配合点头或者巧妙地插入简单的话语，如“是的”“对”“您说得对”等，赢得面试者的好感，提高面试者的谈话兴趣，获得更多的信息，创建和谐、融洽的面试气氛。切忌贸然打断对方讲话，如果非说不可，应争得对方的允许“老师，对不起，可以请教一个问题吗？”

三、面试后的礼仪

(一) 礼貌告辞

1. 把握时间　通常情况下，求职者做完自我介绍之后，招聘方会先介绍工作性质、工作内容和岗位职责等，之后会让求职者谈一下对应聘岗位的设想以及相关的福利待遇等问题。面试快结束时，招聘人员通常会有一些暗示，如“非常感谢你对我院招聘工作的关注”“我们一旦做出决定会及时

笔记

通知你”“你的情况我们已经了解，后面我们还要面试几位申请人”等。暗示之后，求职者应主动提出告辞。

2. 注重礼节　告辞前应注意把自己坐过的椅子轻轻归到原位；将各种材料整理归类；把用过的水杯扔进垃圾桶，若发现地面上有纸团或废纸屑可清理一下。离开时，注意握手礼仪，若是招聘人员主动与你握手，应该热情回应。不宜主动与招聘人员握手，可采用鞠躬礼、点头礼和微笑礼致谢离场。

（二）询问结果

1. 当场告知　面试结束后，无论结果如何，求职者在告辞时都应向面试者诚挚道谢。这既是礼仪要求，也是体现求职者真诚和修养的最后机会，这对于最终是否会被录用也起到一定的影响。

2. 事后询问　一般来说，如果用人单位没有告诉应聘者什么时候回复面试结果，可以在一周后询问。询问时，要充满信心，即使没有被录用，态度也要热情，可以诚恳地询问自己存在的不足，认真总结经验，准备迎接下一次的面试。

第四节　上岗礼仪

如果说求职礼仪是自我推销，那么上岗就是展现自我能力的开始。作为一名刚刚参加工作的人员，要想给他人留下深刻的“第一印象”，就要掌握上岗礼仪有关知识。

一、上岗须知

当你得到用人单位的录用通知时，一定要记准报到时间，准时上班，切忌迟到，这是最基本的劳动纪律。如果有紧急情况不能按时到达，应及时与录用单位联系并征得同意，不得擅自迟到、早退。

二、着装得体

给人以干净利落、有专业精神的印象。女性尽量穿职业装，颜色不要过于艳丽，要化淡妆，切忌浓妆艳抹。男性要穿西装，以黑色、深蓝色为主，要系领带。刚到单位，会有许多陌生的面孔，遇人要主动打招呼，如果有人给你介绍同事，一定要起身打招呼或点头示意。

三、遵纪守法

单位的各项规章制度需要每一位员工遵守，它是每一个单位正常运转的保障，如上下班时间、岗位工作职责、请假制度及奖罚制度等。应在极短的时间内熟悉领导的姓名及其分管的工作，了解机构的设置和理念，以便自己尽快融入到团队中去。

四、热爱本职工作

热爱本职工作是每个劳动者的基本素质，也是员工与用人单位保持稳定和谐的劳动关系的基础。良好的开端是成功的一半，当你刚走向工作岗位时，要以热忱的态度做好自己的本职工作，这既是对帮助过你的人最好的报答，也是自身价值和能力的检验。敬业精神是支撑现代社会的精神支柱之一，它是人们对自己所选择的职业的高度认同和热爱，同时也是社会责任感的具体体现；它是一种发自内心的持久的动力，而不是一时的激动和热情；它是一种职业素质、职业精神的表现，是一种做事做人的境界。

（张　云）

笔记

思考题

1. 护士面试自我介绍中应包含哪些重要信息点？
2. 护士求职面试中，对其他方面有什么要求？

思路解析

扫一扫，测一测

笔记

实 训 指 导

实训一　日常社交礼仪

实训内容 1:鞠躬礼、握手礼和点头礼的训练

【实训目的】 通过反复训练,能规范、得体掌握鞠躬、握手和点头等礼仪知识。

【实训方法】

1. 鞠躬礼　面对客人,并拢双脚,视线由对方脸上落至自己的脚前 1.5 米处(15° 礼)或脚前 1 米处(30° 礼)或脚前 0.4 米处(60° 礼)。男性双手放在身体两侧,女性双手合起放在身体前面。实训时,各小组成员可相互行礼或集体行礼。

2. 握手礼和点头礼　两人一组,相互注视对方,面带微笑,练习施礼;设定情境,以角色扮演方式进行握手礼与点头礼的分组练习。

实训内容 2:称谓礼仪与介绍礼仪的训练

【实训目的】 通过反复训练,能规范、得体的掌握称谓、介绍礼仪的相关知识。

【实训方法】 护士小李,对分管的 6 位病人先使用正确的称谓再做自我介绍。

6 位病人分别是:

1 床:刘 ××,男,40 岁,副科长。

2 床,王 ××,女,65 岁,离休干部。

3 床:赵 ××,男,22 岁,大学生。

4 床,张 ××,女,35 岁,副科长。

5 床,孙 ××,女,45 岁,家庭主妇。

6 床,邢 ××,女,46 岁,大学教师。

(秦东华)

实训二　护士实用礼仪

实训内容 1:化　妆

【实训目的】

1. 运用仪容修饰的基本原则,正确实施发部、面容和肢体的修饰。
2. 根据化妆程序,结合个体的脸型和肤色正确实施护士职业妆。

【实训方法】

1. 小组讨论及汇报　护生以小组为单位,查阅护生和护士仪容礼仪的资料,以幻灯片(配以图片和文字)的形式向全班报告。

2. 护士妆容礼仪实训　护生 2 人一组,互相切磋,按下列步骤练习护士职业妆,教师巡回指导。

(1) 洁面。

(2) 用爽肤水轻按面部和颈部。

(3) 涂抹润肤液。

(4) 涂防晒霜。

(5) 涂敷粉底:选用比自己肤色略深的粉底液和粉饼。抹匀,包括颈部。不可遗忘眼角、鼻翼、嘴角这些油脂分泌旺盛的区域。

(6) 修眉:眉头和内眼角在同一垂直线上,眉梢在鼻翼至外眼角连线的延长线上,眉峰在眉头至眉梢的外1/3处。男士的眉毛不需要描画。

(7) 画眼线:紧贴眼睫毛根部,画上眼线时,从内眼角朝向外眼角方向画;画下眼线时,则从外眼角朝向内眼角方向画,并在距内眼角1/3处收笔,眼线在外眼角处不可交合。

(8) 涂眼影:颜色从上至下由浅而深,显示出层次感。

(9) 刷睫毛膏:先刷上睫毛,再刷下睫毛。护士上岗着妆可不刷睫毛膏。

(10) 扑打腮红:选择与肤色相近的色调,根据脸型扑打腮红。

(11) 修饰唇形:先用唇线笔勾画出理想的唇形轮廓,再涂口红,口红颜色应与服装的颜色搭配协调,与胭脂、眼影属于同一色系,体现出妆面的和谐之美。

实训内容2:仪　态

【实训目的】 规范展示站、坐、行及护士日常动作,即蹲姿、端治疗盘、持病历夹、蹲下拾物、推治疗车。

【实训方法】

1. 集体训练　以班级为单位,安排在健身房,护生面对镜子,在老师的统一指导下进行各项基本姿势的训练。

2. 小组训练　以小组为单位训练各项基本姿势,然后进行"汇报演出",评选出每个项目的"最美护生"。

3. 角色扮演　以小组为单位,围绕护士仪态礼仪的内容自编小品进行角色扮演。角色扮演后,角色扮演者谈角色体验的感受,观察员(其他同学)对其扮演的角色进行评价。

实训内容3:着　装

【实训目的】

1. 运用着装的基本原则,学会根据不同的时间、场合和个体特点正确着装。

2. 运用饰品使用规则,合理佩戴首饰。

3. 遵循护士着装要求,工作时正确着装。

【实训方法】

1. 小组讨论　据统计,在现代人的审美观念中,70%以上的人根据外表判断人,60%的人认为外表和服装反映了一个人的社会地位。虽然现在是一个讲究个性的年代,穿什么、怎么搭配,仁者见仁,智者见智,但作为职场人士,必须遵守职业礼仪规范。

请问:

(1) 去图书馆、郊外旅游、去音乐厅听音乐会、出席毕业典礼如何选择服装?

(2) 为什么选择正装的色彩时应当遵守三色原则?

(3) 佩戴首饰必须遵守哪些规则?

在小组讨论汇报的基础上,教师进行总结。

2. 案例分析　方女士最近因感冒、发热,到附近的医院就诊。来到医院,她看到门诊的一位护士穿着一件皱巴巴的白大衣,颜色已经发灰,而且有几处洗不掉的污渍。领口的扣子掉了,用胶布粘着。心想:"这家医院的管理制度严格吗?医生和护士的技术水平行吗?"犹豫片刻后,方女士最终离开了这家医院。

请问:

(1) 上述现象所导致负面效应的原因有哪些?

(2) 护士在工作时应该怎样着装?

在小组讨论汇报的基础上,教师进行总结。

3. 护士着装训练　以小组为单位,按照护士着装要求对着镜子训练正确着装和佩戴佩饰,内容包括着护士装、穿护士鞋、戴护士帽(燕帽和圆帽)、佩戴胸卡和护士表。教师巡回指导。

(吴　明)

实训三　人际关系

实训内容 1

小旭，19 岁，大学一年级，是一个自尊心很强、有一点骄傲的女生。新入学时，小旭认为一个属于自己的新天地开始了，所以积极竞选班级干部，可是民主选举的时候，班级的同学只有几个人选了小旭，落选了。后来小旭当了寝室长，可是室友来自天南海北的，生活习惯也很不同，大家都很有个性，小旭和室友关系也不是很融洽，大家都不听小旭的指挥，小旭因此很郁闷，觉得人与人之间相处怎么这么难呢？

小旭存在什么样的情绪和心理状态？影响小旭人际关系的因素可能有哪些？如何帮助她促进人际关系的协调？

【实训目的】 通过实训理解建立良好人际关系的意义；理解人际关系的影响因素。

【实训方法】

1. 方式　每个寝室为一组。

2. 要点　按知识要点内容与指导目标进行实训；结合生活实际，每个人都扮演别人，真实反映寝室人际关系。

3. 实训小结　个人谈体会、学生点评、教师总结，探讨人际关系的影响因素。

实训内容 2

事先准备两张试卷，让两个学生都做对 30 道题中的一半，小 A 答对的题目大部分出现在前 15 题上，小 B 答对的题目大部分出现在后 15 道题上。把两张试卷展示给同学们。

小 A 和小 B 谁更聪明？估计这两个学生各做对了多少题(曾有结果显示多数被试都认为小 A 更聪明，并且估计他答对的题目数为 20.6 题）？为什么会出现上述情况，会觉得两人答题有差别？如何避免人际关系中第一印象的认知偏差？

【实训目的】 掌握人际关系中第一印象的重要性；理解人际关系中容易出现第一印象的认知偏差。

【实训方法】

1. 方式　分组进行，每组 6~8 人。

2. 要点　按知识要点内容与指导目标进行实训。有两个主题可以选择，一个是真实的自我，另一个是伪装的我，情境都是初次见面留给别人的第一印象。

3. 实训小结　个人谈体会、学生点评、教师总结，认识到第一印象的重要性。

实训内容 3

朱先生，因脑梗死入院，入院后意识不清，右侧肢体偏瘫。经治疗护理，半个月后意识清醒，病情好转，病人继续住院进行康复治疗，直到病人出院。

本案例经历了哪几类护患关系的行为模式？不同的护患关系模式对护士有什么不同的要求？

【实训目的】 掌握护患关系的常见模式；理解不同护患关系模式对护士的要求。

【实训方法】

1. 方式　分组进行，每组 3~5 人。

2. 要点　按知识要点内容与指导目标进行实训；两人分别扮演病人和护士，其他人作为倾听者，记录观察护患关系中的感受。

3. 实训小结　个人谈体会、学生点评、教师总结，理解不同的护患关系模式。

实训内容 4

才先生，67 岁，骨折，无子女，邻居帮忙送入院。入院后才先生表现焦虑不安，并和医生表达不想住院。护士小刘主动对他说：“您好，我是您的责任护士小刘，你有什么事，尽管找我，我会尽力帮助你的。”并且向才先生介绍了病室的环境、主治医生的情况，又介绍室友给他认识。很快，病人熟悉了环境，减轻了心理孤独和不安的情绪。在治疗过程中，小刘经常帮才先生买饭、打水，把才先生的生活照顾得很周到。才先生病情好转出院，握着小刘的手，老泪纵横。

护患关系的影响因素有哪些？如何做到促进护患关系的良性发展？

【实训目的】 理解护患关系的影响因素；学会护士促进护患关系的方法。

【实训方法】

1. 方式　分组进行，3~5 人一组。

2. 要点　按知识要点内容与指导目标进行实训；根据临床情境，进入角色状态，理解良性护患关系的意义。角色互换，体会病人感受，理解护士在护患关系中的重要作用。

3. 实训小结　个人谈体会、学生点评、教师总结，理解护患关系的影响因素，学会促进护患关系的方法。

（刘　杨）

实训四　人际沟通

实训内容 1

病区走廊里，病人家属聚集在一起，满面愁容，因为病人病情没有好转，家人非常忧虑，几个人一边吸着烟，一边商量病人情况。护士发现后立刻上前阻止，直接告知病人家属：“你们在病区外面吸烟，医院规定禁止吸烟不知道吗？你们严重影响了病人的健康……”

遇到这样的情况，既要保证病人的健康恢复，又要维护医院的规章制度，保持良好的就医环境，该如何与病人家属进行沟通？

【实训目的】

1. 通过实训学会如何与病人家属进行有效沟通。

2. 学会运用沟通原则相关知识达到解决临床实际及生活中的问题。

【实训方法】

1. 角色扮演法　以寝室为单位，学生扮演护士、病人家属进行情景模拟演示。

2. 小组讨论法　学生讨论，谈体会和感受，给出合适的沟通方式。

3. 教师指导　根据学生的情景演示情况，结合学生的讨论结果和感受，将护士与病人家属沟通时的态度、病人家属角色的心理感受给予分析，进行全面指导。

实训内容 2

某医院病区组织病人及病人家属进行集体的健康宣教活动，示教室里灯光昏暗，病人及病人家属不能很清楚地看到护士的表情。护士站在讲台后面，身后是一张很大的幻灯屏幕，护士表情严肃认真，不耐其烦地进行着讲解。在护士讲到人体的一些常用的检查参考数值时，只是静静地站在那里，手指控制着电脑鼠标，没有任何图片或者相关案例配合讲解，给人的感觉非常枯燥无聊。此时，病人和病人家属显然有不耐烦和讨厌的情绪，可是护士没有注意到病人的反应，一直到讲解完毕。

此次的健康宣教效果显然是很不理想的，如果你是这位护士，你认为在讲解过程中如何利用语言和非语言沟通方式与病人进行良好的人际沟通，达到健康宣教的目的？

【实训目的】

1. 掌握语言性沟通和非语言性沟通在人际沟通中的作用。

2. 学会运用非语言沟通方式促进有效的沟通交流。

【实训方法】

1. 情景模拟演示法　请一位同学扮演护士，站在讲台前面讲解，其他学生扮演病人及病人家属。扮演护士的学生注意表情要能够传情达意，即学生在沟通时要学会微笑，目光要亲切，拉近护患之间的距离；身体姿势要得体、适度、优雅，赢得病人及病人家属的信任感。

2. 小组讨论法　以寝室为单位，学生进行谈感想和体会，并给出正确的沟通方式。

3. 教师指导　根据学生的情景演示情况、讨论结果和感受，针对具体环节进行总结性指导，如沟通时的身体姿势、表情等非语言性沟通方式，及语言性沟通时的语音、语调等。

（李晓兰）

实训五　护理工作中的语言沟通

实训内容1：演　讲

【实训目的】 通过演讲训练，锻炼学生面对听众或病人时的语言表达能力。

【实训方法】

1. 方式　8~10人一组，大家讨论，自选题目，准备演讲稿，选派选手，以大班级为单位进行。

2. 要点　按知识要点内容与指导目标进行；全班同学皆为听众，并进行评分。

实训内容2：言语技巧、倾听技巧训练

【实训目的】 通过训练促进学生在护患沟通中正确应用言语技巧和倾听技巧。

【实训方法】

1. 让学生2~3人一组，分别扮演护士和病人。由“病人”尽情倾诉患病感受和医疗请求，“护士”在倾听中训练“开场技巧”“提问技巧”“阐释技巧”“结束技巧”等，并将语言修养体现其中。

2. 由“病人”给“护士”评分，选出“沟通之星”，在全班情景演示。

实训内容3：医疗护理文件分析

【实训目的】 通过实训使学生掌握书面语言沟通的原则和护理用文写作要领。

【实训方法】

1. 收集一些常用的书面沟通的医疗护理文件，如病史报告、体温单、护理记录单、医嘱单、护理病历等，分发给同学们。

2. 学生进行讨论、分析，归纳讨论结果，每组派组员进行全班汇报讨论结果，教师指导。

实训内容4：护士为病人进行抽血前的告知训练

李大爷，76岁，农民，因发热待诊入院。李大爷年事已高，听力有所下降。收治入病房后，医生给他开出了次日清晨需抽血进行化验的化验单，护士针对抽血的注意事项向病人作了解释。

护士：“大伯，您好！请问，您是1床的李××吗？我是您的责任护士，王××，您可以叫我小王。”

李大爷：“啊，什么事？”

护士：“根据您的病情，医生开了化验单，要为您抽血做化验，请您今天晚饭后及明天早晨都不要吃任何东西，我们明早6点左右为您进行抽血，可以吗？”

李大爷迷茫地看着护士，点点头。

第二天清晨6点，护士来为其抽血，李大爷正在吃早饭。事后，护士从李大爷家属那里得知，李大爷听力不佳，记忆力差，根本没有听清护士的嘱咐。

【实训目的】 通过实训掌握和理解护理语言沟通的原则和意义，并能在护患沟通中正确运用交谈技巧。

【实训方法】

1. 学生5~6人一组。

2. 结合临床实际，进行情景模拟，真实反映护患之间操作前的沟通。

3. 分组讨论，学生与老师共同参与评价，教师指导，学生进行互评。

（张涌静）

实训六　护理工作中的非语言沟通

实训内容 1:近体距离的实训

【实训目的】 通过实训了解近体距离在非语言沟通中的重要性;通过实训理解近体距离对人际沟通的影响;正确使用近体距离。

【实训方法】

1. 将全班分成若干个组,各组从第一排轮流坐到最后一排,再从最左侧依次坐到最右侧。每位同学注意体会与老师之间的距离。

2. 请同学谈谈自己坐在不同位置时的感受、与老师之间的距离远近对学习的影响。

实训内容 2:非语言沟通方式综合实训

【实训目的】 通过实训理解非语言沟通的影响因素;知道目光语、手势语、空间效应、首语、微笑语、站姿、辅助语言等在护理工作中的重要性;正确使用目光语、手势语、空间效应、首语、微笑语、站姿、辅助语言。

【实训方法】

1. 同学们利用课余时间进入医院,在门诊观察并记录护士的非语言符号,上课时各小组间列出临床护士所应用的非语言符号。

2. 比较各小组间列出的非语言符号是否一致,指出门诊护士规范的非语言符号。

(张涌静　董　谦)

实训七　护理实践礼仪

实训内容 1:病人入住病区时的接待礼仪

吴先生,36 岁,门诊初步诊断为“风湿性心脏瓣膜病、二尖瓣关闭不全、心力衰竭”。病人的主要表现有阵发行心悸、呼吸急促、口唇发紫、体温 39.6℃、颈静脉怒张,下肢明显凹陷性水肿。在其父亲和住院处护士的陪同下步行进入病房。值班护士正在处理医嘱,看到病人走来,立即起身接过病人病历,和住院处护士进行了简短的交接,带病人到 201 房间 1 床,协助病人放好物品,并将床头和床尾抬高,膝下垫上小软枕;同时示意病人的父亲坐下休息,吩咐实习护士拿来了吸氧的鼻塞等物品,熟练的接上吸氧装置为病人吸氧。整个过程用时约 6 分钟,始终面带微笑,亲切地询问了病人体位的舒适度,简要解释了吸氧的方法,使病人接受并合作。病人安静后,护士介绍了自己的姓名和责任,也介绍了随同的实习护生。然后告诉病人,马上去找主管医生来为病人看病。

【实训目的】 通过实训,理解病区护士与其他部门护士之间的交往礼仪;掌握接待新入院病人的“3S”基本程序;熟练掌握“自我介绍、住院介绍”的内容与方式,做好在医生到来之前护士应该做的工作,消除病人的恐惧、陌生感。

【实训方法】

1. 每 10 人为一组,先讨论案例,指出案例中值班护士接待病人中实施了哪些交往礼仪。再分角色扮演病人、拿行李包的家属、值班护士、实习护生、住院处护士。另外 5 人观察每个角色的表现;交换练习。

2. 随机抽取小组表演,其他同学观看,指出不足。

3. 教师归纳总结。

实训内容 2:协助老年病人使用轮椅时的护理礼仪

李先生,85 岁,住院病人,初步诊断为肺癌。有阵发性呛咳、咯血、持续剧烈的胸痛、气急、消瘦等症状。听力较差、反应稍慢。现需要使用轮椅送病人进行 CT 检查。

【实训目的】 通过实训，了解与老年病人的语言沟通方法；熟练掌握协助老年病人上下轮椅的服务礼仪；并能体现实习护生的良好仪态。

【实训方法】

1. 每 10 人为一组，先讨论案例，分析案例中病人的特殊性，比较护理老年病人与护理普通成人的服务礼仪的主要区别，以及协助该病人上下轮椅的技巧、外出检查途中的注意事项。角色扮演病人及实习护士，其他同学观看，轮流练习体验。
2. 随机抽取小组表演，其他同学观看，指出不足。
3. 教师归纳总结。

（郎　巍　李沛霖）

实训八　求职礼仪

实训内容：护生求职面试的训练

【实训目的】 通过反复训练，能熟练掌握求职、面试的相关知识、技能。独立撰写毕业生求职自荐信。

【实训方法】

1. 6 人一组，设定相关情境，以角色扮演方式，进行求职、面试的分组练习。
2. 完成一份毕业生推荐表的填写。
3. 完成一份到三级甲等医院求职面试的自荐信，并在小组实训中做好自我推销。

（张　云）

附　录

附录一　护士面试中应重点掌握的问题

1. 请谈谈你自己。(帮助消除紧张心理)
2. 你了解我们单位吗？（考察你对应聘单位的关注程度）
3. 你为什么选择这个专业？（考察你对专业的热爱程度及未来从事该工作的态度）
4. 你曾学习过哪些课程？（重点讲清招聘单位需要的相关重点课程的学习）
5. 你喜欢你们学校吗？（该问题应积极肯定的回答）
6. 你有什么特长？（实事求是的回答,不可无中生有,也不可过分谦虚）
7. 你有什么优缺点？（注意回答的态度比回答的内容更重要）
8. 你认为最适合自己的工作是什么？（根据自己和用人单位的情况回答）
9. 你认为你和其他求职者的不同之处是什么？（突出自己的优势）
10. 你还有什么疑问？（暗示面试即将结束）

附录二　个人简历模板

姓　名			照片
性　别			
出生年月			
民　族			
政治面貌		籍　贯	
健康状况		最高学历	
所学专业		爱　好	
通信地址		联系电话	
求职目标		电子邮箱	
学习经历			
所学课程			
个人能力			
参加社会活动情况			
获得奖励			
自我评价			

中英文名词对照索引

参考文献

[1] 秦东华．护理礼仪与人际沟通[M]．北京：人民卫生出版社，2014.
[2] 史瑞芬，史宝欣．护士人文修养[M]．北京：人民卫生出版社，2012.
[3] 耿洁．护理礼仪[M]．2版．北京：人民卫生出版社，2014.
[4] 耿洁，吴彬．护理礼仪[M]．3版．北京：人民卫生出版社，2015.
[5] 邓翠珍，黄红玉．护理礼仪[M]．北京：人民卫生出版社，2013.
[6] 高燕．护理礼仪与人际沟通[M]．3版．北京：高等教育出版社，2014.
[7] 李春卉，张晓明．护理美学与礼仪[M]．2版．西安：第四军医大学出版社，2012.
[8] 黄建萍．临床护理礼仪[M]．北京：人民军医出版社，2007.
[9] 韩文萍，罗劲梅．护理礼仪[M]．武汉：华中科技大学出版社，2015.
[10] 李晓乾．护理礼仪与人际沟通[M]．上海：第二军医大学出版社，2016.
[11] 尹梅．医学沟通学[M]．北京：人民卫生出版社，2011.
[12] 李惠君，郭媛．医患沟通技能训练[M]．北京：人民卫生出版社，2015.
[13] 冷晓红．人际沟通[M]．北京：人民卫生出版社，2006.
[14] 史瑞芬．医疗沟通技能[M]．北京：人民军医出版社，2008.
[15] 郑弘，雍磊，唐志宏．人际沟通学[M]．天津：天津教育出版社，2010.
[16] 李秋萍．人际沟通[M]．北京：人民卫生出版社，2005.
[17] 周丽君．人际沟通交流技巧[M]．上海：复旦大学出版社，2008.
[18] 史瑞芬．护理人际学[M]．3版．北京：人民军医出版社，2009.
[19] 王斌．人际沟通[M]．2版．北京：人民卫生出版社，2011.
[20] 唐庆荣，徐建鸣，叶萌．护理礼仪与人际沟通[M]．上海：复旦大学出版社，2014.
[21] 陈璐．微情绪心理学[M]．北京：中央编译出版社，2015.
[22] 陈力．组织行为学[M]．北京：人民卫生出版社，2005.
[23] 史瑞芬，刘义兰．护士人文修养[M]．2版．北京：人民卫生出版社，2017.
[24] 金正昆．社交礼仪教程[M]．5版．北京：中国人民大学出版社，2016.
[25] 于丽新．礼仪文化教程[M]．南京：南京大学出版社，2013.

45检